Dr.モリのええ年寄りになるための
脳神経外科学的考察

# 幸福脳を育てる9つの力


高知大学名誉教授
著◎森 惟明


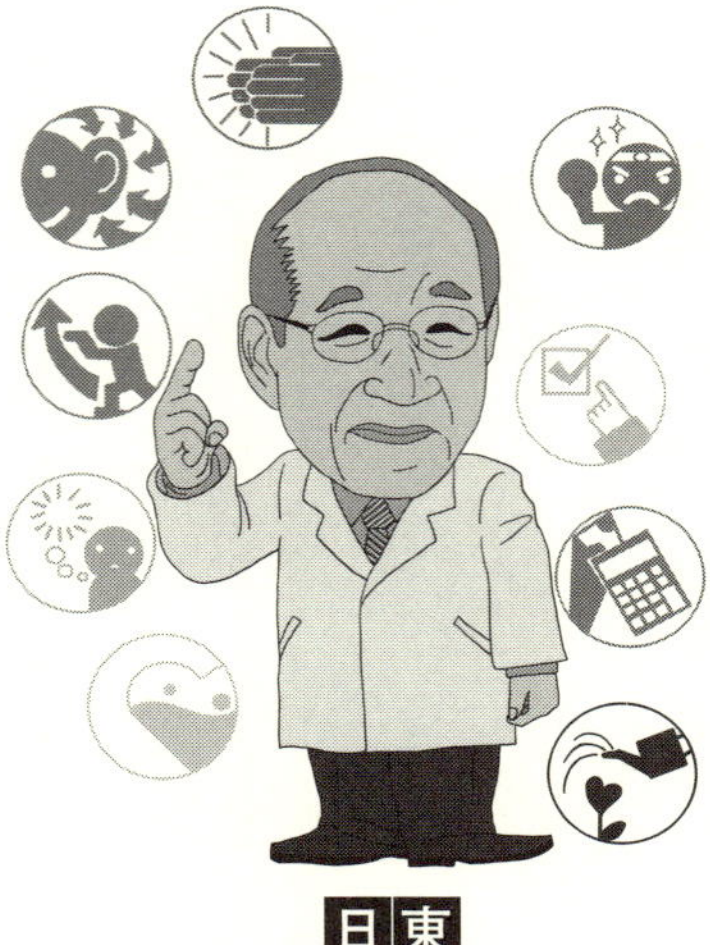


日東書院

# はじめに

日本人の寿命は世界でもトップランキングを維持し続けております。折角の長生きも、生き甲斐のないものであれば意味がありません。高齢が惨めの代名詞のごとく考えられがちですが、果たして高齢者はそのような存在でしょうか。

長年、脳神経外科医として多くの患者さんに接してきましたが、最近二〇年ほど高齢の患者さんを診る機会が多かったこともあり、大学を定年退職後に高齢社会で「健やかで自立した第二の人生」を送るためには、どのような心構えと準備が必要かを、病気など医療面のみならず、人生のあらゆる角度から高齢者ならびにその予備軍に役立つテーマを選んで、メールマガジン「セカンドライフ支援講座」に毎週七年近く配信してきました。

上記のメールマガジンが三五〇号を越えた時点で、読者の薦めもあり、これまでに配信した記事を単行本として出版しようと考えました。改めて配信記事を見直して、自分の専門領域の関係で、病気の予防と治療に関する医学的知識が多くを占めるということに気づきました。

インターネットでさまざまな情報が容易に入手できる時代に、単なる医学的知識の百科全書的羅列本では読者の心に響かないので、一時は書籍化を断念しようかと考えました。

しかし、そのような時期に、縁あって日東書院の穂谷竹俊社長と巡り会い、メールマガジンの書籍化につき検討していただいた結果、魅力的な企画案を作成してくださいました。

読者に対して思い切って自分の生き様を披露し、私の生き方に心から共感してもらえる内容になればベストセラーも夢ではない、との嬉しい励ましの言葉をいただきました。このことがメールマガジンの書籍化へ向けての大いなるモチベーションとなりました。

出版物として世に出す以上、多くの読者の琴線に触れるような内容としなければなりません。そこで、考えに考えた末、高齢者ならびにその予備軍がセカンドライフを幸せに生きるための「幸福脳」の育て方につき執筆することにしました。

人生観・価値観に違いがあっても、人が生きていくうえで基本的に大切なこととして次の7つがあげられます。

一　身体的・精神的・社会的自立
二　安心・安全で、快適な生活環境
三　良識・バランス感覚と利他の心構え
四　生涯にわたる知的成長
五　遊びの中の生き甲斐、熱中する目標と感動する心
六　他者との交わり・つながり、他者との共生

七　自然の摂理

があげられます。

これら七つは、いずれもセカンドライフを幸せに生きていくために必要とするもので、いわば人生のタテ糸というべきものであります。

そして、私のお好きな高僧がユーモラスに説いた次の9つの「いきテク力」

◆賞賛力
◆傾聴力
◆謙譲力
◆忘却力
◆現状受容力
◆社会貢献力
◆生活設計力
◆対人交渉力
◆自己啓発力

をヨコ糸として「幸福脳」を織りなせば、高齢社会において多くの人が幸せに生きることができるものと考えます。

人間は潜在的に計り知れないほど多くの能力をもっていますが、それらはほとんど使われていません。その眠れる能力は、情熱を傾けて揺り動かしたときにはじめて目覚めるものです。高齢者は加齢にともなう身体的能力の低下がみられるとしても、生活習慣を変えることにより潜在能力を呼び起こし、置かれた環境にかかわらず「幸福脳」を育てることができるものと考えます。

「幸福脳」を育てることにより、「生・老・病・死」という人生の険しい山坂も、まるで景色を楽しむかのようにすべてを乗り切っていけるものと考えます。人生は人に勝つためではなく、天から与えられた能力を発揮し、人のため社会のため役立つ人間になるためにあります。

決して今からでも遅くはありません。考えるだけに終わらず、生活習慣をかえ「幸福脳」を育てる行動に移してください。

本書が高齢社会で多くの人々の生き方のよき指南書となることを願っています。

平成23年2月吉日

南国土佐の自宅にて
高知大学名誉教授 森 惟明

# 幸福脳を育てる9つの力


前書き　3
目次　6

一章　ええ年寄りになるために　11
脳の力は生命の本源　12
脳の力は他者との積極的な関わりによって引き出される　14
脳の力がココロとカラダの調和をもたらす　18

二章　幸福脳を育てる9つの力　23
高僧の叡智に幸福脳の在り方を学ぶ　24
仏の「方便」医師の「手当」　24

**賞賛力を育てる** 32
熟年世代の寂しさ 32
アメリカの魚市場に見る人生哲学 34
私の願い 39
新築祝いに花梨の木を贈られて 43
**傾聴力を育てる** 50
情報の入出力 50
心の栄養「ホウ・レン・ソウ」 56
私の「ホウ・レン・ソウ」 60
**謙譲力を育てる** 66
他人を見守ることはそのまま我が身を守ること 66
私の見守り「See it, Do it, Teach it」 74
この世のあらゆる事象にリサイクルがある 79
**忘却力を育てる** 82
忘れることは新たに覚えること 82

環境に適応するとは、時代の流れに身を任せること 85
IT革命の二〇年も前に一地方医大へ情報通信基盤を整備 88
忘れるという勇気 93
**現状受容力を育てる** 96
スター・プレイヤーに見る現状受容の千変万化 96
インフォームド・コンセントという患者への敬意 100
「笑い」は万病の特効薬 105
**社会貢献力を育てる** 112
お金の使い方という名声を相続させる 112
医学が証明する労働の意義 117
セカンドライフにおけるセーフティ・ネットの構築 120
私のセーフティ・ネットと教え子の留学 124
**生活設計力を育てる** 128
読者からの問いかけ「自分らしく生きるとは?」いかなることか 129
今回の格言の矛盾と、その裏側に隠された価値とは? 134

優先順位という見極め 138
確認力を育てる 144
寺社参詣という「確認行為」 144
「ロ・ウ・カ・ボ・ウ・シ」の確認 150
「かきくけこ」の確認 154
自己啓発力を育てる 158
記憶を失うとは我が人生そのものを失うこと 158
厚生省研究班班長・人と人をつなぐ私の趣味 162
シナプスとしての森惟明 166
質の高い趣味をもつことが魅力的な加齢の条件 169
三章 私が幸福脳に出会うまで 175
家族・友人・天神橋、十丁目のコレちゃんと呼ばれて 176
脳外科との出会い～一番嬉しかったこと、悲しかったこと 197

## 四章　幸福脳を育て第二の人生を実り豊かに生きる ― 235

宇宙視点～わたしとあなたはどこからきて、どこへと向かうのか 236

リレーション（関係性）とルーツ（出自）の意味 ― 236

職業の分化というリレーション（関係性） ― 240

師弟というルーツ（出自） ― 241

私が恩師から受け継ぎ、守ってきたもの ― 244

「リレーション（関係性）」の継続に必要なこと ― 245

ゆき詰まったときこそ自分に微笑を ― 246

来し方を整理する～私のこれから ― 248

オシャレで既成の自分を打ち破りたい ― 248

人間は生き様が死に様だと思うのです。 ― 252

# 一章　ええ年寄りになるために

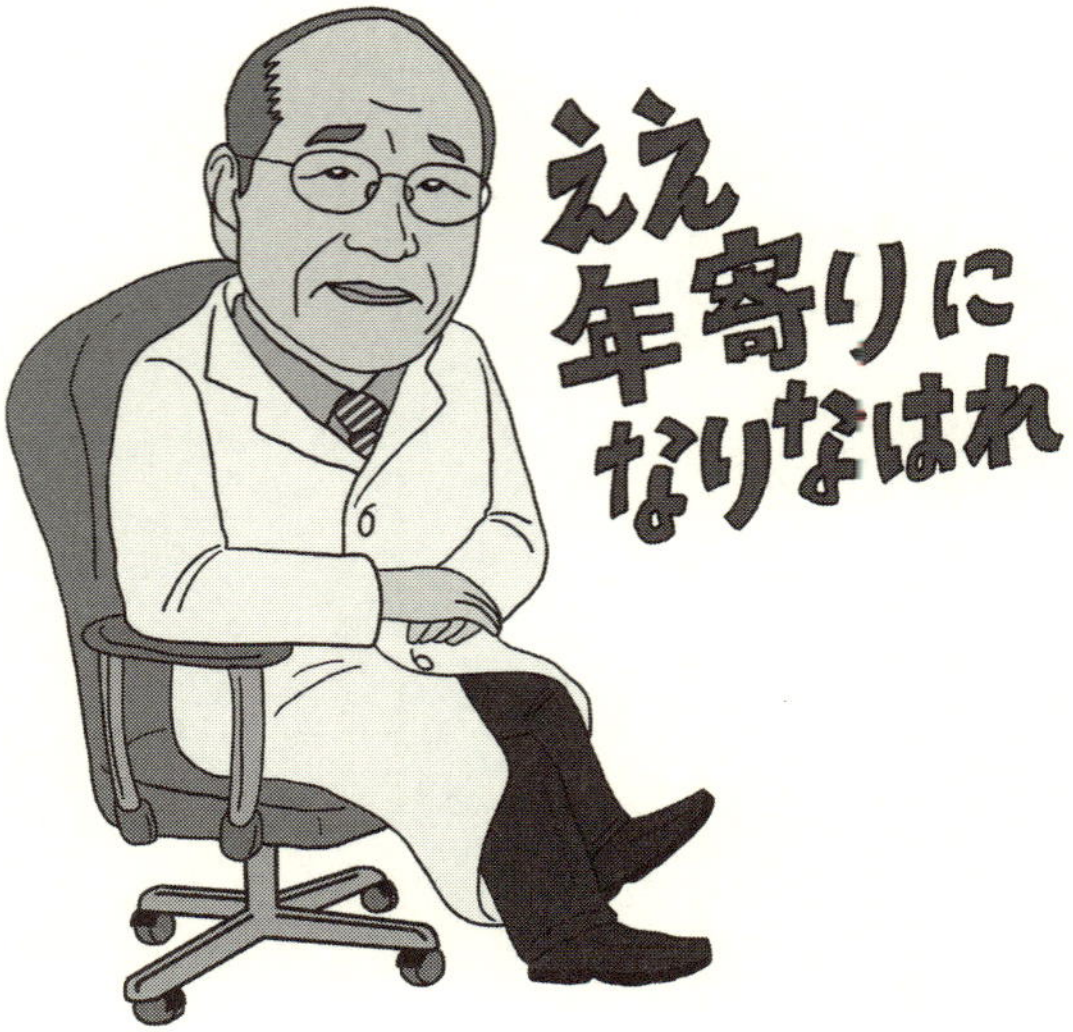

## 脳の力は生命の本源

人間の幸・不幸は、環境ではなく心（脳）が決定します。

心（脳）が強ければ、「生老病死」という人生の険しき山坂も、まるで景色を楽しむかのように悠々とすべてを乗り越えていくことができます。

春に花を愛で、夏の雲に躍動感を覚え、秋に木の実を味わい、冬に静寂を堪能するのも、すべては心（脳）の作用。人類が進化の過程において、理性と知性を司る「大脳新皮質」を発達させてきた結果です。

私たち人間は「より良い人生を生きる」という選択のために、他のあらゆる動物たちが選択しなかった「大脳」を成長させるという道を選びました。人間は心（脳）を育てることであらゆる環境を克服し、他の生命体が築くことのできなかった「文明」を築きあげてきたのです。

心（脳）には、私たちが想像する以上の壮大な力があるのです。私が今回、この本でお伝えしたいことはたった一つです。

それは、いわゆる社会で「高齢者」と呼ばれる熟年世代の方々に、これからの新しい人生を、明るく・楽しく・のびのびと過ごして欲しいということです。そのために心（脳）を育て、生き甲斐・やり甲斐・人生の意義をもう一度再確認し、毎日を元気に活き活きと生きて欲しいということです。そのお手伝いのために、私は脳神経外科医としての観点から、心（脳）を幸福にするための生活習慣、「幸福脳」の育て方についてアドバイスをさせていただきたいと思っています。

万物は「生老病死」という流転を逃れることはできません。私たちの人体においては「代謝」という現象が見られ、身体の細胞は絶えず消滅と再生を繰り返しています。細胞の生まれ変わりは、人の生き死にと同じ生命の一作用です。すべての人間の生命に誕生と消滅があるように、森羅万象に生きる生命体のすべても、このような誕生と死滅を永遠に繰り返しています。

ほぼ無限と呼べる、時間と空間をもった「宇宙」という大いなる存在の中にあって、私たち人間も宇宙全体の中の一部分として存在し、生まれては消え、消えては生まれる宿命をもつのみです。結局人間は、「神」や「仏」という名の大宇宙の存在の前では、あまりに微小で無力な存在といわざるを得ないのかも知れません。しかし、人のみが自分を取り巻く環境から「体験」や「経験」という「智慧」を創造することができるのです。

熟年世代は、青年のような身体的生産活動を提供することはできませんが、その代わりに、智慧という名の「知的資源」を社会に対して提供することができます。老若がお互いを補いあう社会資源を提供しあうことは、人間が本来、相互に生かし生かされる存在であるという本然的で理想的な姿です。何よりも智慧の知的資源化によって、人間個人の人生を形式化し、その形式化した英知の中に、人は永遠に生き続けることができます。

この知恵の知的資源化、これこそが生命を永遠ならしめ、生老病死という万物が直面する運命を乗り越える道なのではないかと私は思っています。心豊かに、心身ともに健康に、何より自分も家族も、そして友人や社会全体さえも楽しく幸福であるように、個人個人が心（脳）を強くし、「幸福脳」を育てるライフスタイルを、身につけていきたいと思います。

## 脳の力は他者との積極的な関わりによって引き出される

人間の大脳には、「ニューロン」という神経細胞が一四〇億個以上存在するといわれています。このニューロンは、人体の中で情報伝達の役割を果たし、たとえば熱い寒いなどの外部環境に対して、自分がどのような行動を取るべきか、その判断材料を大脳に対して提供しています。このニューロンには「シナプス」と呼ばれる連結部分が、一説ではニューロン一つにつき二千から二万以上も存在するといわれています。そしてこのシナプス部分を通じて、ニューロン同士が相互に連結するのですが、この連結によって大脳は巨大な情報通信網を創りあげているのです。

ニューロン同士の連結が、なぜ人間の身体能力向上につながるかといえば、交通網を例にたとえると理解しやすいように思われます。たとえば、ＪＲと私鉄が相互に乗り入れをしていたり、高速道路が他の高速道路区間と連結するようになれば、人や物資の往来がよりスムーズにいくようになると思います。

人間の大脳もこれとまったく同じ仕組みです。人間はニューロン同士を連結させることで、決断なり判断なりの情報処理能力を高めているのです。単純計算のみで話をするならば、ニューロン同士がまったく連結しない人間の情報通信網は、一四〇億×二〇〇〇で二八兆のネットワークに留まりますが、ニューロン同士を最大限に活用した人間の情報通信網は、一四〇億×二〇〇〇〇で二八〇兆もの膨大なネットワークに拡大し、その情報処理能力の差にはすさまじいまでの開きが生まれます。いわゆる人間の頭の良し悪しとは、このニューロン同士の連結を指しているのです。

では、この連結は何によって発生するのでしょう?

一言でいえば「刺激」です。熱い寒いなどさまざまな外部環境からもたらされた刺激によって、ニューロンという神経細胞が「興奮」し、電気的信号を発信することでニューロン同士の結合が起こるのです。そのため、刺激は複雑であれば複雑であるほど、回数は多ければ多いほど、ニューロン同士の連結にはよい影響を与えます。

私が本書で説いている「幸福脳」の育て方の大部分が、他者とどのように、深く豊かに関わるのかということに内容が割かれているのもこのためです。

しかし問題があります。従来の脳神経外科の立場では、このニューロン同士の連結は、小学校入学以前の幼少期に完結してしまい、それ以降は決して増えることがないといわれてきました。また二〇歳を過ぎた頃より、脳の老化がはじまり、ニューロン自体が一日一〇万個以上も減少し続けるともいわれてきました。いわゆる「脳の老化」と呼ぶもので、高齢になってからの脳の萎縮へとつながっていきます。

ニューロンの減少による脳の老化は、すなわちシナプスの分断へとつながっていきますから、それは大脳の情報通信網の機能低下を意味します。先ほどの交通網を例にお話をすれば、線路や高速道路がある日突然途中で寸断され、人や物資の往来に支障をきたすのと同じ状態になります。だからこそ、我が国においても盛んに幼児教育の重要性が叫ばれ、さまざまな実験や研究、試みがなされてきたのです。

ところが、最近の脳神経の研究では、二〇歳を過ぎた成人の脳でも神経細胞が新しく生まれることがわかってきました。人間の「記憶」や「空間学習能力」を司っている大脳の一部分「海馬」と呼ばれる部位において、新たにニューロンが生まれることがわかってきたのです。これは、人間の脳が成熟し切ったあとでも、新たなニューロンの発生によって神経ネットワークを構築できることを意味しています。よって、現在の脳神経科学においては、成人以降の海馬でも、訓練によって人間の長期記憶を担当する「側頭連合野」や、思考・判断の役割を担当する

「前頭前野」にも刺激を与えることができるということがわかってきたのです。

つまり、成人であっても脳へ刺激を与えれば与えるほど神経細胞は増え、活性化していく可能性を秘めているということです。日常生活において、こまめに手先を動かし、変化のある生活を送り、頭を積極的に活用していくことができれば、海馬に再びニューロンが生まれ、側頭連合野や前頭前野の情報通信網を再活性化させ、脳の老化を防ぐことが可能なのです。

さらにいうならば、脳の活性化については若年層・青年層よりも、熟年世代の方が有利な面もあります。それは、これまでの人生において獲得してきた生活の知恵という洞察力は、熟年世代の方が優れているからです。

過去数十年に渡るさまざまな失敗や苦労という経験や体験が自分の土台として確固として確立されているために、より効率的な行動が取れるよう、身体で理解しているのです。ゆえに熟年世代こそ「幸福脳」の育成に、たいへん有利なポジション（立ち位置）にあることをわかっていただきたいと思います。

脳は使いこめば使いこむほどその機能を維持し、一生に渡って成長させていくことができるのです。なぜなら、脳には代償力と回復力があることがわかっており、同時に三つの特性があることも判明してきているからです。

その三つの特性とは、脳の重複性・適応性・可塑性です。

重複性とは、人間の機能は一つの部位のみで管理しているのではなく、たとえば脳のAという部位やBという部位など、複数の箇所によって共同コントロールしていることをさします。

適応性とは、ある日突然、Cという部位にトラブルが発生した場合、それまでのAやBという部位がそれまでの役割を変え、新たにCという部位の代わりを務めるということです。

可塑性とは、「環境に適合して変化する能力」という意味で、脳神経の配線図を必要に応じて新たに引き直し、AやBという部位で動かされていた部分を、まったく別のDという部位で動かすように組み替えることです。この組み替えとは、たとえば脳の障害によって動かなくなった手を、粘り強いリハビリによって再び動くようにさせることなどがあげられます。

人間の脳は、年齢の経過とともに老化し続けますが、同時にその老化に応じて最適化し続ける強さもあわせもっているのです。そしてその最適化は、すべて私たち一人ひとりの日々の健康的なライフスタイルにかかっているのです。

## 脳の力がココロとカラダの調和をもたらす

昔から「病は気から」といわれてきました。古くから、「気」(心)を病むところから病気が生じると日本ではいわれてきましたが、このことは科学的に証明されています。

最近の分子生物学、脳や免疫や癌などを広域的に扱う学問分野においては、精神的ストレスが人間の免疫能力を低下させることがわかってきました。脳と免疫機能は密接な関係にあり、脳神経系と免疫系統は共通の情報伝達ネットワークによって、相互に連絡しあっていることがあきらかになってきたのです。

たとえば、免疫系の異常であるガンなどは、昔から「ネアカ」な人間は「ネクラ」な人間よりもガンになりにくいといわれてきましたが、このことは各種研究結果でも確認されています。また、ガンになった人でも、この「気」のもちようによって生存率が異なるという結果も報告されています。さらには、ガン患者の病気に対する心構えが病の進行に大きく影響し、病に打ち勝とうとする闘志のある患者では、ガン細胞やウイルスを攻撃する「NK（ナチュラル・キラー）細胞」という免疫細胞の働きが低下しにくいことがわかってきているのです。

現在、人間の感じるストレスが、人体にどのような悪影響をおよぼすのかについてを研究している「精神神経免疫学」では、脳と免疫系統の相互作用についての研究が進められていますが、心（脳）をいかに健康に保つのかというテーマは非常に重要な課題となっています。ゆえにこのことは、脳のトラブルに日常的に接する脳神経外科医にとっても重要なテーマであるのです。

つまり「病は気から」ということは、実は「病は心（脳）から」と呼べるのではないかと思うのです。

では、そのストレスは何によって生じるのでしょうか？

その原因は、自身の願望と現状のギャップ（乖離《かいり》）だと私は思っています。自らがこうありたいと望む願望と、現実の自分がかけ離れていることに対する不満であったり、悲しみであったり、もどかしさであったりが、ストレスの直接的な要因になっているのではないでしょうか。

多年に渡る脳神経外科医としての臨床経験から、熟年世代の患者さんの多くが、次の六通りの場合においてストレスを感じることが多いように思われます。

一　安全で快適な生活環境が満たされていない
二　社会貢献への欲求が満たされていない
三　生涯に渡る知的成長の喜びを感じられる環境下にない
四　余暇の中に生き甲斐を感じることができない
五　身体的・精神的に疲弊する生活を送っている
六　他者と積極的に交わることができない

これらは人間の本然的な欲求です。たとえ熟年世代一人ひとりに、多様な人生観・価値観があったとしても、これらの六条件が満たされていることは、熟年世代が真に人間らしく生きていくためには必須の条件で、人間のＱＯＬ（Quality of Life：人生の質）を左右するような非常に大切なことなのです。

私が今回、この本を書いた理由もここにあります。なぜならば、病の発生はコントロールできませんが、ストレスは自らの努力でコントロールすることができるからです。そのストレスのコントロールのために、「幸福脳」を育てるというライススタイルを、私は提案しようと考えています。

# 二章　幸福脳を育てる9つの力

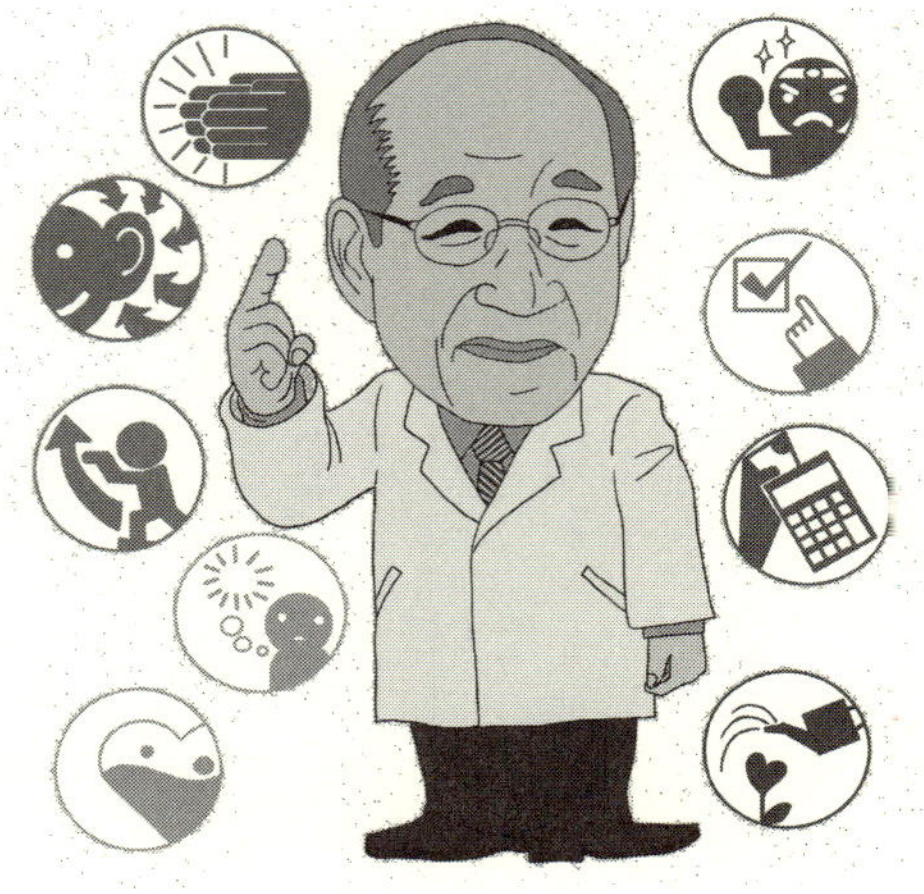

# 高僧の叡智に幸福脳の在り方を学ぶ

## 仏の「方便」医師の「手当」

「手当」という言葉があります。文字通り、病気や怪我に対する処置のことを意味しています。同時に医療行為一般をもさしています。

ではなぜ医療行為が「手を当てる」ことなのかといえば、私は医療の本質が「スキンシップ（肌の触れあい）」にあるからだと思っています。

研修医として米国に留学していた時代、私は脳血管の撮影のため、乳児の首に直接穿刺《せんし》をしていたことがありました。穿刺とは端的にいえば、注射針を動脈に刺すことです。大人だって痛いその医療行為を、いかに大量の鎮痛剤を投与するとはいっても、生まれたばかりの赤ちゃんに施すということはたいへんなことです。慎重のうえにも慎重を期さねばならないことはいうまでもありませんが、それでも不思議なことに、私が注射針を刺しながら小さな赤ちゃんの

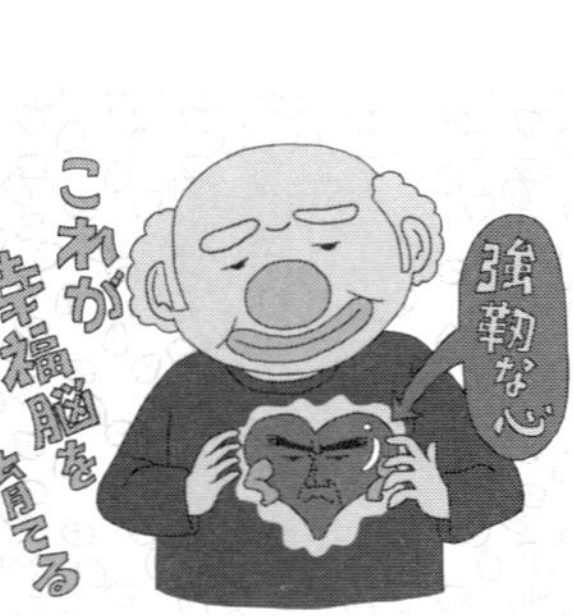

頬を指の腹で優しく撫でてあげると、ホッとして安らかな寝息を立てるのです。このことは、私に医療の本質とは何なのかを教え諭してくれた象徴的な出来事でした。

医療とは「手当」なのです。手を当てるという肌の触れあいの中に、患者さんを思う医師としての良心がないならば、いかなる医療行為も無意味だと私は悟ったのです。

私は特定の宗派に帰依しておりませんし、特別の信仰心を抱いているわけでもありません。またいわゆる「人倫」や「公衆道徳」の規範意識を宗教に求めるつもりもありません。さらには、この本で宗教的「何か」を読者のみなさんにお話するつもりもありませんし、宗教家ではないのでそのような素養もありません。けれども脳神経外科医としての私は、仏教の開祖・釈迦に敬意を払いますし、その宗教的立場を尊重します。理由は目的、目指すべき方向性が同じだからです。「仏」の目的と「医師」の目的は、「衆生（人間）」という患者を救済するという一点において、共通の価値観をもつからです。

仏は「方便」をたくみに操ることで知られています。「方便」とはウソも方便のあの方便。実際の釈迦はウソも方便だなどとはいっていないようですが、それでも「方便」という手段によって、悩める人々を救済したことが知られています。その「方便」は本当にさまざまです。理由は教えを説く相手の環境や境遇、心理状態に即して、相手の心（脳）が一番受け入れやすい教えを説いたからです。相手ごとにまったく違う教えを説いたため、その数は膨大となり、俗に「八万法蔵」と呼ばれるほどの壮大な経典として完成したのです。「方便」の結果、そのときどきの相手を救おうとする場面場面の文学表現として、釈迦の経典は完成したのです。

医療もこれと同じです。患者さんが風邪ならば風邪の治療を施しますし、盲腸なら盲腸の手術を、ガンならガンの治療にふさわしい投薬を施します。およそ医学において一律な治療行為は存在しないのです。ケースバイケースで相手にあわせた手当てがあるのです。「仏」も「医師」も方便であったり、手当であったり、悩める相手を救うという一点の目的をもって、それこそ融通無碍《ゆうずうむげ》。自由な発想で大胆な行動で、相手を救うためには何でもするという積極果敢な精神で人々に向きあうのです。

私は宗教家でないがゆえに、釈迦の立場やその存在意義などを推し量ることはできませんが、それでも脳神経外科医としての私は、釈迦が一個の偉大な「脳神経科学者」であったように思えてなりません。

なぜなら釈迦の教えを手繰っていくと、その教えは必ず一点の目的にたどり着くからです。それは心（脳）の働きに絶大な信頼を置いているという点。その信頼を人々に伝えようとしていた点。人間は心（脳）のもち方いかんによって、幸・不幸が別れるということを説いている点なのです。

釈迦は物事の比喩表現が巧みでした。またその表現を的確に相手に伝える「方便」に長けていました。

脳神経外科学という一科学者としての私は、たとえば釈迦が空を飛んだとか、瞬間移動したとか、天変地異を闊達自在に起こしたというような非科学的な伝承は信じません。そのような超自然現象は科学的に判断して起こり得るわけだありませんから、一科学者としての私は、そのようなものの見方に賛同はしません。しかし同時に私は、釈迦が心（脳）の働き、一人ひとりの無限の可能性を信じさせるための「方便」として、空を飛んだとか天変地異を起こしたなどというような伝承を残したということであるならば、私はその立場を尊重します。

電気もガスもないような科学と無縁な時代にあって、人間の可能性をわかりやすく、そして疑いを起こさせずに人々に伝授していくためには、そのような「非科学的」な「方便」が必要だったと私は思うからです。

私は折りに触れ、寺社仏閣に参詣します。それは「方便」という「瑞々しい生活の知恵」を得たいからです。私が良き脳神経外科医であるためのヒント、前述の赤ちゃんに対する安心を与えるような意義ある診療のヒントを得たいと考えるからです。

脳神経外科医には「知・情・意」が求められます。それは医師としての「知識」と「情熱（情動）」と「意志」です。私たち脳神経外科医が、手術に必要な技術習得に専念せねばならないことはいうまでもありません。けれども、いわゆる自らの医療行為に「職人」や「名人芸」の技術面に留まってしまうならば、本当の「脳神経外科医」とはなれません。少なくとも私は、そのことを恩師・荒木千里先生、半田肇先生、西村周郎先生、松本悟先生、福本光太郎先生はじめ諸先輩より教えられて参りました。

理由は、人間の脳を切り開くという非常に厳粛な手術を扱う脳神経外科医にとっては、他の臓器を扱う医師よりも、より一層の生命に対する人間としての謙虚さをもたねばならないからです。

ともすると、脳神経外科医は自身の「メス」を過信しがちになる場合がありますが、人間の脳には現代医学でも依然として触れてはならない、ある種の「聖域」が存在すると私は信じています。そのこと自体をもって、私自身の医療行為が消極的になったり、恐れを抱いて後ろ向きな態度になることは一切ありませんが、その配慮や心配りは絶対に必要になるのです。

脳神経外科の世界では「過信は敵、解剖は良き友」との言葉が古くからいい習わされてきましたが、脳神経外科医としての「知・情・意」とは、患者さんに対する配慮なのです。

決して医療を施す側の自己満足的な手術をおこなうことなく、広く自らがもつ情報を提供したうえで、その病について、患者さんとその御家族とともに考えるという、一個の人間としての謙虚さであり配慮でありモラルなのです。

結局「患者にやさしい医療」とは、自分が患者だったならば何をして欲しいか、何を望むか、どのような態度で自分に接して欲しいかという人間としての振る舞いについて、医師自らが考えるということなのです。ゆえに私はその人間としての振る舞い、瑞々しい知恵、そして患者さんとともに患者さん自身の病と向きあうという、「知・情・意」を得るために寺社に参詣するのです。つまり患者さんを励ます知恵、患者さんの苦しみや悩みを理解しようとする感情、患者さんと一緒に病と闘うという意志を得るためなのです。それが神仏ならざる一個の人間としての私のスタンスであり、脳神経外科医としての職業的良心なのです。

一章のタイトルの元となった「ええ年寄りになりなはれ」の格言は、私がかつて学術誌で依頼を受け執筆をした内容がその土台となっています。

どういうことかというと、『炎症と免疫』という学術誌に、喫茶室を意味する「ティールーム」という連載コーナーがありました。同誌の中で、医療関係者がホッと一息つけるような記事や、医師や研究者が自らの仕事以外で取り組んでいることに関する内容が掲載されているのですが、担当した執筆者が次回の執筆者を推薦するというリレー形式で進んでいきます。端的にいえば、友人が友人を紹介して連載が進んでいくという形です。その内容は大旨以下のようなものです。

私はかつて、山口県の瑠璃光寺に立ち寄ったことがあります。瑠璃光寺は、医師であり仏である「薬師如来」の威徳を称えるお寺です。その瑠璃光寺の寺務所において、毛筆で書かれた

「ぼけたらあかん、長生きしなはれ」ではじまる洒落た人生の処世訓を目にしました。

この人生訓は、人間の脳の偉大な作用を語り尽くしていると私は思います。人間の脳、心の作用をこの人生訓は独特のユーモアをもち、同時におかしみのある、そして人情味に富んだ関西弁で表現されているのです。

長年のライフワークとして定年退官後、自らの「セカンドライフ」期をいかにして心豊かに、健やかに、明るく元気でのびのびと暮らしていくかということについて考えてきました。同時にその考えを広くさまざまな方々に、わかりやすくお伝えしたいとも思っていました。そこでこの「ええ年寄りになりなはれ」の格言で説く、心の偉大な働きを脳の働きに置き換え、私の脳神経外科医としての立場から、「幸福脳」としてその作用を説明し、読者のみなさんにお伝えすることにしたのです。

## 1 賞賛力を育てる

### 歳をとったら出しゃばらず 憎まれ口に泣き言 人の陰口愚痴いわず 他人のことほめなはれ――

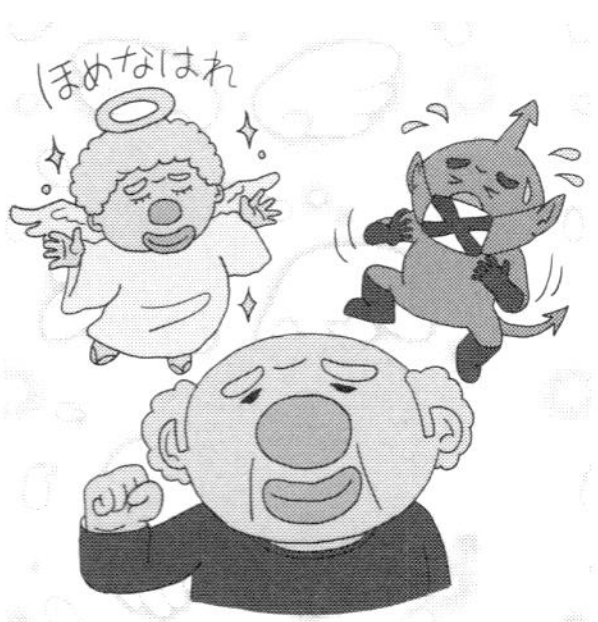


［賞賛力とは何か］

「幸福脳」には「賞賛力」があります。賞賛力とは、他者のいいところを発見し、誉め讃え、その美質を積極的に伸ばしていこうとする力です。人は賞賛力を鍛えることで、自らが望み願う方向へと環境を変革していくことができます。

**熟年世代の寂しさ**

「幸福脳を育てる9つの力」の一つ目の内容は、熟年世代の感情的変化について、心理面からアプローチしたものとなります。

会社や家庭などにおいて、第一線を退いた熟年世代の私たちが、それまでと同様、暖かく協調的な関係を、外部といかに築いていくのかということを説いた内容です。

熟年世代は、それまで担っていた社会的責任から離れ、時間的余裕が生まれることなどから、どうしても自らの存在価値が次第に失われていくのではないかという寂しさを抱くようになり、この世代特有の孤独感を生じやすくなります。そしてこの孤独感こそが、ネガティブ（消極的）な方向へと自らの思考や性格を変化させていく原因ともなるのです。

人間の弱さとして、環境に恵まれないことに対する不平や不満をこぼしてしまうことはある意味で止むを得ないことかも知れません。また、人情として現状を嘆いてしまう心の弱さを責めることもできません。しかし、どれほど自らを取り巻く外部の環境に対して「憎まれ口」を叩いたり、「泣き言」をいったり、他者に対する「愚痴」をこぼしたところで、決して自らの苦悩を解決することはできません。問題の本質は環境にあるのではなく、その環境に自らの心（脳）が左右され、振りまわされてしまうということにあるのです。

正に「脳」が、外部環境に「悩」まされているのです。ところが人間は、自らが外部環境に振りまわされる弱さをもつのと同時に、人には環境に振りまわされない強さや環境を変えていく強ささえ、もちあわせているのです。

本書をお読みくださる読者のみなさんには、お忘れいただきたくないことがあります。私は最初にそれをお伝えしたいと思います。

科学の立場においては、大は「宇宙」から小は「人間」にいたるまで、この世の森羅万象には二つの側面があるのです。「プラス」と「マイナス」、「昼」と「夜」、「破壊」と「創造」、「陰」と「陽」など、私たちが存在するこの世界には、ありとあらゆるところに、一見矛盾する価値が同時に存在しているのです。

人間の心（脳）もその一つ。人間の心（脳）にも「弱さ」と「強さ」が存在しているということなのです。およそ環境とは人間が生みだすものです。人間が生み出したものなのですから、その人間のコントロール・タワー（管制塔）たる人間の心（脳）には、当然その生み出したものを自由自在に変える力があるのです。その哲学を、私はアメリカのフィッシュ哲学に見出しました。

## アメリカの魚市場に見る人生哲学

「フィッシュ」哲学のフィッシュとは魚のことです。

アメリカのシアトルにある「フィッシュ・マーケット（パイクプレイス魚市場）」は、一九〇七（明治四〇）年創業の名門市場でしたが経営状態も悪く倒産寸前でした。そのためあるとき、外部コンサルタントのアドバイスを受けたオーナーの決断の下、単調な仕事を楽しく取り組もうとはじめた従業員の心構えで、全米一の活気ある魚市場へと生まれ変ったのです。従業員同士が、魚をキャッチボールのように放り投げ、キャッチして客に渡すのですが、客もそれに参加することができ、いつも笑い声が絶えない市場となりました。市場はこのパフォーマンスで活気づき、現在でも人気の観光スポットになっています。

同市場が全米中の注目を集めるにしたがい、ここで働く人たちの態度や行動の土台となっている考え方が、「フィッシュ哲学」として注目されるようになりました。

このフィッシュ哲学が説く四つの行動は、単純で取り組みやすく、誰もがいつでも、どこにいても実践できることから、従業員のモチベーション・アップや組織再活性化の秘訣として「マクドナルド」をはじめ、世界各国の多くの企業やさまざまな組織で働く人々の研修などに採用され、その効用のために大きく脚光を浴びるようになりました。また我が国においても、東京慈恵会医科大学病院・看護部が新人教育にフィッシュ哲学を導入し、明るく活気ある職場環境作りをおこなっていることが知られています。

では、そのフィッシュ哲学の行動原理とはどのようなものでしょうか？　それは次のようなパターンとなっています。

## ■「フィッシュ哲学」の四つの行動原理

一　意識を向ける（Be There）：相手に気配り・心配りをする
二　仕事を楽しむ（Play）：仕事に遊び心を取り入れる
三　相手を喜ばせる（Make Their Day）：相手に対して楽しい雰囲気で接し、満足を与える
四　態度を選ぶ（Choose Your Attitude）：つらくて疲れやすい仕事でも、楽しもうとする姿勢を心がける

私はこのフィッシュ哲学に、「幸福脳」の一つである「賞賛力」を見出しています。

脳神経科学的な立場から見れば、これらの行動原理はすべて他者に対する積極的な「関与」と「関心」とによって成り立っています。「幸福脳」の大前提である、他者との豊かな関わりによって自らの幸福な人生を築いていくという実践が、このフィッシュ哲学にはすべて備わっています。

他者に対して好意的な興味をもち、好意的な評価をし、それによって相手からも自分に対する好意を引き出していく、そのような積極的な心の交流があるのです。

心理学の面においては、人間の心理に「返報性」が存在することが知られています。

返報性とは、端的にいえば、自分が思っている気もちが相手に自然に伝わってしまうということです。自らが相手を好きであれば、相手も自分を好ましく思ってくれますし、自らが相手に対して好ましくない気もちを抱いてしまえば、自然自然に相手にその気もちが伝わり、望むと望まざるとに関わらず、お互いの関係も気まずい方向へと変わっていくということです。

人は誰しも、心に望み描いた願いがあります。このようにありたい、このようにしたい、これを私は欲する。そのような各人各様の願いがあります。当然ながら、人間は社会的動物です。人は社会を形成し、その中で生きています。ゆえに、人間の願望も社会の中で実現していくということが基本です。

つまり、人間の願いが叶う条件の一つに、外部環境は大きな影響力をもっているということです。その大きな外部環境に対して一個人が立ち向かっていくということには、たいへんな困難が存在します。しかし、一人ではむずかしいことでも、多くの家族や友人や地域の人々など、自らが関わる他者の協力を得ることが可能ならば、当然願望の叶う可能性も高くなります。

「幸福脳」における「賞賛力」とは、自らの願い望む方向へと外部環境を変えていくために、他者の積極的な関与や協力を勝ち得ていくということです。

他者の長所を見つけ出し、その長所がより一層伸びていくように誉め讃え、お互いの信頼関係を確固としたものへと変革していくということです。その信頼関係の中で必ず外部環境は変革され、自らの願いも叶っていくということなのです。

たとえば女性であれば、嫁姑間の問題になるのでしょうか？　今までは嫁の親切に対して素直になれなかったかも知れません。家事をしてくれても、介護をしてくれても、どうしても身内の気安さや年長者としてのプライドから、感謝の気もちを率直な言葉にあらわすことができなかったかも知れません。けれども、まず、フィッシュ哲学でいうところの「相手に意識を向け」、相手の親切に対して「楽しもうとする」のです。さらにその親切に対して「相手を喜ばせる」感謝の言葉を述べるのです。すなわち賞賛です。これが賞賛力です。

「いつもありがとう！」「あなたのここが素晴らしいね！」「あなたの真心が私は嬉しい！」恥ずかしくても、言葉に出して積極的にチャレンジしていくのです。そして、これが肝心。フィッシュ哲学の最後は、「疲れていても継続し続ける」ということ。一度はじめたからには、それを日常生活の一部、生活習慣として続けていくことが大切なのです。継続は力です。続けていくことに意味があるからです。

一章で、「ニューロン」と「シナプス」のお話をさせていただきました。人間の大脳には情報伝達の役割をもつ神経細胞ニューロンが存在し、そのニューロンの連結部分である「シナプス」が「刺激」という「興奮」によって他のニューロンとつながりあうというお話をしました。

そしてニューロン同士の連結が人間の頭脳の情報通信網を形成し、この情報通信網の良し悪しが、そのまま人間の頭の良し悪しだとお話をさせていただきました。

そうです、自分の心（脳）に刺激を与えるのです。刺激を与えるために他者を賞賛するのです。自らの望む方向へと他者を賞賛によって導いていくのです。

賞賛とは別にお世辞をいうことではありません。本当ではないこと、思ってもいないことを誉め讃えるのではありません。真実ではないことや、自らの気もちに反することをいうのはウソをいっているのと同じです。そうではなくて、本質を見つけ出すのです。

相手の良いところを観察し、その観察を自らの心（脳）の中で整理し、それを言葉として表現する。観察力・思考力・表現力が、賞賛という行為によって鍛えられていく。自らの心（脳）が鍛えられていくのです。その訓練の結果の副産物として外部の環境が自然自然に変わっていくのです。

言葉はタダ（無料）です。それでいて、どれほどお金を積んでも買うことのできない願いを叶える力があるのです。

## 私の願い

高知医科大時代の私の願いは、恩師・半田肇先生の名を辱めない、良き脳神経外科医となることでした。自らが良き脳神経外科医となり、同時に良き脳神経外科医を育てるという願いでした。

戦後、我が国の脳神経外科学の黎明期に、恩師・半田肇先生が、京大医学部の荒木千里教授を支え、何十人・何百人もの教え子を育て、その教え子たちが全国各地の大学医学部や大学病院、研究所や医療機関で脳神経外科学の開拓者となったように、私も恩師の教え子の一人として南国土佐へと赴き、この高知の地に脳神経外科学の息吹を吹き込むことが私の節なる願いであり、果たすべき使命だったのです。

大学医学部臨床教授の役割は、主に教育・診療・研究の三本柱だといわれています。この三本柱のすべてが重要で何一つ欠くことのできないものではありますが、新設医大の高知医科大学においては、より教育の面に力を注ぐ必要がありました。なぜならば、診療も研究も、私一人ではできないからです。診療をする人も、研究をする人も、すべては教育によって生み出されるからです。ゆえに私は、まず高知医科大の一教育者として医局運営にあたりました。

今でもよく、教授時代の教育論について色々な方からたずねられることが多いのですが、ただ責任ある大学教員として教育論を論ずるとなると、いくら紙数があっても足りなくなります。よってそれらのお問い合わせに関しては、私は次の十ヶ条を端的に表現されたメッセージとしてお渡しすることにしています。

## ■大学医学部臨床教授の十ヶ条

一　みだりに人の師匠（教授）になんかなりなはんな。責任が重おまっせ。師匠は手本であり道しるべやさかい

二　弟子（医局員）の人望があって、はじめて師匠になれるんでっせ

三　弟子の失敗に逃げの姿勢をとらんと、責任を取りなはれ

四　どんな立場に立たされても心を乱さんと、弟子に感動を与えられる人にならんとあきまへんで

五　やってみせ、上手くやったら誉めてやりなはれ

六　ええ目標を与え、期限つきで達成させるよう支援しなはれ

七　責任を与えて、実行させなはれ

八　成功から自信をつけさせ、失敗から学ばせなはれ

九　弟子と競うなんてもってのほかだっせ

十　ええ芋になるより、ええ種芋になりなはれ

このメッセージをお渡しすると、ユーモラスな関西弁に心和んでいただくことができるのか、

私の気もちを察していただき、納得してくださる方が多かったように思います。

この十ヶ条は、自戒を込めた私の教授生活の指針としておりましたが、自分自身で一番大切にし、また一番強く他人に訴えたかったのは、最後の十番「ええ芋になるより、ええ種芋になりなはれ」です。種芋とは文字通り、その品種を増やすタネとなる芋のこと。このことを私は繰り返し繰り返し自らにいい聞かせてきました。

なぜなら、大学教授として、自らの栄達を望み著名になることのみを欲するならば、それは比較的たやすいからです。自らに与えられたポジションを活かしてジャーナリスティックに振る舞い、マスメディアへの露出を増やせば良いからです。

しかし私は、そのような知名度よりも大切なことは、自らがどのような仕事をしたのか、とくにどれだけ社会や人々に対する有益な論文や著書を世に送り出すことができたのか。何より、どれほど多くの優れた手術を患者に施し人命を救ってきたのか。それらが医師としての存在意義だと私は信じてきました。同時に、教育者としてそのような医師を何人育てることができたのか、その価値がそのまま自分の価値なのだと信じてきました。ゆえに私は高知に植えられた種芋として、ノーベル賞級の研究をすることはできなくとも、国際的に通用する研究は常に意識し精進してきたのです。

すべては、恩師・半田肇先生のご期待にお応えするためです。このことを私は自宅の庭の花梨《かりん》の木を育てながら、いつも思っていました。

## 新築祝いに花梨の木を贈られて

一九八六（昭和六一）年、私は現在の自宅を新築しました。その新築に際し、教室員のみなさんからお祝いとして「花梨の木」を贈られました。

花梨は、中国東部原産でバラ科の落葉高木です。三月〜五月頃に五枚の花弁からなる白やピンク色の花を咲かせ、熟した果実は黄色く大型の楕円形をしており、その実からは芳しい香りを放ち一〇月〜一一月頃に収穫されます。その大きな果実には、ビタミンCやクエン酸・リンゴ酸・タンニン・アミグダリンなど多くの栄養素が含まれるため、我が国でも古来から、砂糖漬けや果実酒として愛されてきました。

医療面においては、とりわけ民間療法の一つとして、喉の炎症・咳止め・利尿などに効用があると信じられ、長年に渡って愛飲されてきました。また同時に、花梨は寒さに強く、花や果実とも新緑と紅葉の好対照が非常に美しいことから、観賞用の樹木としても人々の心を楽しませ和ませてきました。これらのいくつもの特質を併せもった花梨の木は、同時に縁起をかつぐ語呂合わせとしても人々に愛され、家の表に樫の木を植え、裏には花梨の木を植えて「人に金を貸し（樫）ても、人から金は借りん（花梨）」と商人の間でいわれてきました。

この花梨の木が、教室員のみなさんたちのご好意によって我が家の庭に記念植樹された際、私は一つのアイディアを思いつきました。それは「この木がいずれ大きな果実を実らせたなら、若手教室員のみなさんを対象とした『花梨賞』を進呈しよう」というアイディアです。大きく伸びゆかんとする若手の向上心・向学心の芽をより一層育てていくため、一年間に最も多く学会発表・論文発表をしてくれた若手教室員に対して、我が家で毎年収穫される花梨の果実と図書券を進呈することにしたのです。それは、花梨の語呂合わせ「借りん」にちなみ、他人のアイディアを借りず、どこまでも独創的な研究をして欲しいとの、私のささやかな願いを込めたものでした。

このポケットマネーではじまった「花梨賞」は、一九八八（昭和六三）年の第一回から私が定年退官する前年の一九九九（平成一一）年まで続けられました。

毎年の忘年会で発表していたこの「花梨賞」を受賞した若手教室員の方々は、今では立派な研究者や脳神経外科医として育ち、私の大きな誇りの一つとなってくれています。

私のこの試みは小さなものであったのかも知れません。けれども、新設医科大学の教授として何もないゼロから脳神経外科教室を立ちあげていくためには、何よりも他者の可能性を信じ、その長所を発見し、発見した美質を誉め讃えて大きく伸ばし、自らに対する自信をもってもらう必要があったのです。

樹木も人間も自ら勝手に育つことはありません。丁寧に慎重に愛情深く手間暇をかけただけ、樹木も人間もその期待に応え、見事な成長を見せてくれるのです。

努力はウソをつきません。私は私の願い、南国土佐の地域医療を担いゆく立派な脳神経外科医を育てたいとの願いを叶えるため、外部環境を変革することにしたのです。一生懸命に、誠実に、真剣にチャレンジする若手の努力を賞賛し、才能を引き出そうとしたのです。戦前の大日本帝国海軍軍人にして、連合艦隊司令長官だった山本五十六は語りました。

「やってみせ・いって聞かせて・させてみて・誉めてやらねば・人は動かじ」
「話しあい・耳を傾け・承認し・任せてやらねば・人は育たず」
「やっている・姿を感謝で見守って・信頼せねば・人は実らず」

私も、高知医科大時代はこの精神で教え子たちと向きあっていました。伝統もない、実績もない、あらゆるものが不足している未開の地で、自らが願った方向へと新たな道を切り開いていくには、結局、人間を大学の根本とするしかない。立派な教室員を育てていくしかない。

努力という伝統。その努力によって多くの人間が育ったという実績によってでしか新設医科大学の未来はない。このように確信し、私は医局運営をおこなっていました。

この他にも私は、学内および学外において一年間で最も活躍してくれた脳神経外科医を表彰する「Neurosurgeon of the Year」を作ったり、自らの名前を冠した親睦のゴルフ大会を開いたりもしましたが、その根っこにあったものはすべて同じです。他者の美質に目を向け、その美質を誉め讃えていくことで、自らの観察力・思考力・表現力を磨き、自ら願った方向へと外部環境を変革していくということ。ニューロンとシナプスの結合のように、自らが感謝し、その感謝を具体的な行動としてあらわし、他者と豊かな心の交流を育んでいくことで、私自身の「幸福脳」を育てていくということでした。

この願いは、脳神経外科専門医試験の合格率という形で、結実したと私は信じています。

私の恩師・半田肇先生は京都大学・初代脳神経外科教授になられるとともに、日本脳神経外科学会においては、我が国の脳神経外科学の発展のため、欧米と同様の脳神経外科学に関する「専門医制度」を創設することに奔走された方のお一人でした。

私はこの専門医試験に、若手教室員を合格させることに対して、特別のこだわりをもっていました。その理由は、この試験が専門的な脳神経外科医としての技能を客観的に証明する評価基準の一つであることはもちろんですが、この試験の高い合格率維持が、ささやかではあっても恩師・半田先生の薫陶やご恩に報いることの具体的な証のような気がしていたからです。

ゆえに私の教室は、一九八一（昭和五六）年から二〇〇〇（平成一二）年に定年退官する一九年間、一度として全国平均を下まわる合格率としたことがありません。最初の一五年間は合格率一〇〇%、その後も一〇〇%を下まわりはしましたが、定年前年の合格率は八七・五%と、全国平均の五八%を上まわっていました。これは一地方の新設医科大学の実績としては十二分な結果であったと自負しております。これも偏に若手教室員のたゆまぬ自己研鑽と、その真剣な自己研鑽を誉め讃えてきた私のささやかな努力の結果だったと思っています。

私の赴任時、たった五名の教室員とともにはじまった高知医大・脳神経外科教室は、私の定年退官時には総勢五〇名を超える陣容へと育ちました。新設医大における教室づくりは、マニュアルもなく「正解のない問題」を解くような試行錯誤の連続でしたが、大学教授の使命である、教育・研究・診療の三本柱に大きな柱の医局運営、そして何よりも大切な地域医療の拠点となる大学関連病院づくりに満足のいく結果を残すことができました。

大学医学部教授は、一人三役どころか一人で四役も五役も、あるいはそれ以上の役割をこなしていかねばならない激職ですが、特別な努力の必要はありません。自らの使命と役割を自覚し、他人を信頼し、他人の長所を発見し、誉め讃え、連帯していくということのみです。

私が本項で繰り返し述べてきた「幸福脳」の「賞賛力」を鍛える実践を、地道に着実に繰り返してきただけです。私にできたのですから、読者のみなさんにも必ずできるはずです。なぜなら人間の脳には、そのような力が本然的に備わっているからです。

今回、私が「幸福脳を育てる9つの力」の格言、第一回で述べた「歳をとったら出しゃばらず　憎まれ口に泣き言　人の陰口愚痴いわず　他人のことほめなはれ——」の実践をどうか早速はじめてみてください。

今までの生活から一歩引いて新しい視点で見直し、もし心ならずも「憎まれ口」や「泣き言」や「陰口」や「愚痴」を今までにいってしまっているのであれば、不満は不満として一旦胸の中にしまって、何か自らを取り巻く環境や自分の関係者をよくよく観察してみる。何か誉め讃えるべき部分が本当にないのかどうか、もう一度再確認してみる。その再確認、また再確認という前向きな努力を、熟年世代になっても取り組めている自分自身を積極的に評価し、認めてあげる。賞賛できる部分があれば心の底から賞賛し、相手とともに喜びをわかちあう。そしてそれを命尽きるまで続けるのです。

繰り返し、繰り返し、繰り返し継続していく中に「幸福脳」は育っていくからです。

高知医大の校歌は二番までありますが、その出だしはそれぞれ「天地の恵み妙なり　みんなみや土佐の国」「日月は永遠にめぐれり　椿昭る室戸崎」となっています。

校歌一番の「天地の恵み妙なり」とは、この世の森羅万象の恵みとは不思議なものだという意味です。校歌二番の「日月は永遠にめぐれり」とは、太陽と月は永遠にめぐっているとの意味です。

　ではなぜ、天地の恵みは不思議なのか？　それは無から有を生じるからです。何もないところから新たな価値を作り出すからです。そしてなぜ太陽と月は永遠にまわるのか？　それは、お互いがお互いを必要としているからだと私は思います。

　人間もこれと同じです。賞賛によって無から有を生ぜしめ、太陽と月がお互いを必要とするように、自分と他者との関係をより実りある豊かなものへと発展させていく。この実践の中に、人間の幸福はあると私は思うのです。そしてこの実践は、誰も誰しもが、本日どころか、たった今からでも実践することができるのです。

　どうかみなさん「今から・ここから・私から」の心意気で賞賛力を鍛える挑戦をしてみてはいかがでしょうか？　私はこのチャレンジによって、みなさんの第二の新しい人生が幸福に充ち満ちたものとなるよう願ってやまないのです。

## 2 傾聴力を育てる

聞かれりゃ教えてあげても 知っていることでも
知らんふり いつでもアホでいることや――

［傾聴力とは何か］

「幸福脳」には「傾聴力」が備わっています。傾聴力とは、文字通り、他者の話に耳を傾ける力のこと。他者の言葉に耳を傾ける生活習慣を身につけ、情報の入出力の流れを変え、その流れによって自分のコミュニケーション能力を磨いていく力です。

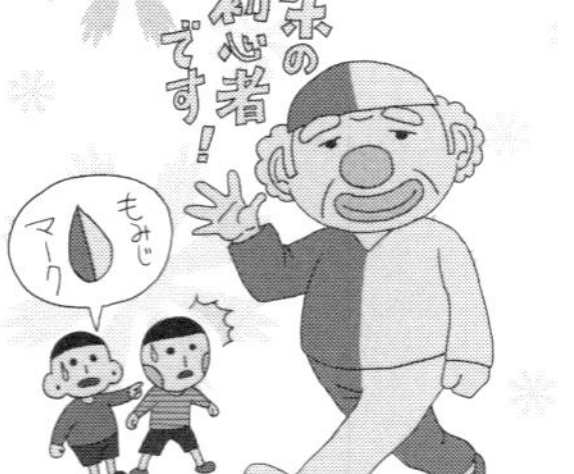


**情報の入出力**

「幸福脳を育てる9つの力」の二つ目の内容は、私たち熟年世代のコミュニケーション（会話）の「間合い」を扱ったものとなります。

私たちは歳を重ねるにしたがい、記憶力は低下し、もの忘れをするようになりますが、それでも自らの体験や経験は良く記憶しています。その体験や経験が、つらかったり、苦しかったり、たいへんであればあるほど、人の心（脳）に強烈な記憶として残ります。つまり、そのような「生きた知識」は、そう簡単には失われないようになっているのです。俗に「亀の甲より年の功」と申します。

熟年世代がこれまでに積みあげてきた経験や体験は、それ自体が社会的に共有すべき貴重な社会資本であり、共有財とも呼べるものだと私は思います。そしてその体験や経験だけではなく、「生きた知識」を得る過程の中で磨きあげてきた、熟年世代各人の「判断力」や「問題解決能力」といったもの自体が社会の貴重な財産であるのです。これらの能力は、歳を経るごとに衰えるどころか、ますます鋭敏に研ぎ澄まされていきます。

しかし問題があります。熟年世代が培ってきたこの貴重な「熟年力」も、上手にコントロールしていかなければ益を生み出しません。むしろ、お互いのコミュニケーションを阻害してしまう可能性すらあるのです。

それは端的にいえば、情報の蓄積による閉鎖的な態度といえると思います。第一線を退いた熟年世代にとって、現役世代、自分たちよりも若年層のいたらない部分はどうしても目についてしまうものです。ついつい相手に対する親切心から「ああせい、こうせい」とアドバイスのつもりで指示をしてしまうようになるのです。

そうなると、どうしてもお互いの人間関係に「わだかまり」を生じやすくなります。何より、この流れは脳神経科学的に見ると、脳の成長にとって非常にマイナスだと私は思います。なぜなら情報の「入力」が存在しないからです。

およそこの世の中には情報の入出力が存在します。私たちが暮らす現代社会のありとあらゆるところに情報の入出力、情報というデータの「入力」と「出力」が存在するのです。

たとえば携帯電話。熟年世代のみなさんが、かわいいお孫さんにメールを送るとします。慣れない手つきでカチカチとボタンを打ち、メッセージを考えるでしょう。この行為が情報の入力なのです。他にも電車に乗る際に自動券売機で目的地までの切符を買うとき、私たちはボタンを押します。これも情報の入力。券売機という機械に情報を入力しているのです。

情報の入出力は機械だけではありません。私たち、人間同士の間にも存在します。たとえばタバコ屋さんでタバコの銘柄を店員さんに伝えること、これも立派な情報の入力です。結局、人間が生きるということは、あるいは人間がコミュニケーションするということは、情報の入出力によって成り立っているのです。自分の情報を相手に「入力」し、その入力された情報に対して相手が返答という「出力」をする。この関係性の中に私たちは暮らしているのです。

それでは今回のテーマ「聞かれりゃ教えてあげても　知っていることでも知らんふり　いつでもアホでいることや」とは、どのような意味をもつのでしょうか？　なぜ、知っていることすら知らないふりをせねばならないのでしょうか？

それは「アホ」でいることで自らの心（脳）を相手に対して開放し、その姿を相手に対して積極的に示すことで、新たな情報を自分の脳へ呼び込むことが可能になるからです。

人間は誰しも、他人が何を知っていて何を知らないのか、その詳細をこと細かに把握しているわけではありません。

たとえば私の家内は、私の人生の大まかな流れを把握しているはずですが、その家内ですら、私が大学教授時代にどのような脳神経外科手術をし、そしてその手術に関して、脳神経外科学会においてどのような論文発表をしてきたのか、その細部はまったく知らないはずです。知らなくて当然なのです。

他人は自分が思っているほど、自分のことを知ってくれているわけではないのです。無論、家族であったり親しい友人であるなら、大まかな流れや傾向は把握していますが、日常生活の一つひとつ、あるいは毎日のすべてを把握しているわけではないのです。ここにギャップが生まれます。だから知らないフリをする必要があるのです。

熟年世代の私たちは、数十年にわたる多種多様な経験から、日常生活を過ごすにおいてはもう十二分過ぎるほどの体験をしてきているはずです。人が生きていくうえで、知る必要があること、知らねばならないこと、すべてを知っているはずです。だからこそ、他人から何かを教えてもらったとき、ついつい「ああ、それなら知ってるよ」「そんなことは教えてもらわなくても構わないよ」といってしまいがちです。

しかし、このような態度を続けてしまうと、そこにコミュニケーションの断絶が生じるのです。相手は良かれと思って何かを伝えてくれているのです。その真心や親切心に対しネガティブ(否定的)な態度を取ってしまえば、誰も何もいってくれなくなります。大脳における「ニューロン」と神経伝達物質を分泌する「シナプス」の関係でいうなら、ニューロン同士の結合を拒絶している形となってしまうのです。

だからこそ、他人から何かについて「聞かれりゃ教えてあげても」、他人から何かを教えられたなら「知っていることでも知らんふり」しなければならないのです。ときにそのあり様は、「アホ」のように見えるときがあるのかも知れません。しかし、優れたコンピューターの価値が蓄積している情報量の差によって決まるように、私たち熟年世代においても、どれだけ相手の話に積極的に耳を傾け、常に新しい情報を取り込み、心(脳)に刺激を与えようとしているかによって決まると私は思うのです。

俗に「話し上手は聞き上手」といいます。コミュニケーションの上手な人、他者と良好な人間関係を築く人は、ほとんど例外なく他人の話に良く耳を傾ける人です。何もむずかしい努力は必要ないのです。他人が何かをいってくれたら、「ふんふん、そうかそうか」と感心した様子で話を聞き、会話の合間合間には適切な相槌を打ち、楽しそうに聞く。それだけでもかなり様子が違ってきます。人も情報も自らを大切にし、喜んでくれる者のところへと自然自然に集まってくるものなのです。

明治時代、日露戦争で活躍した陸軍軍人・大山巌元帥は、戦後帰国して息子に「総司令官として一番つらかったことは何か？」と聞かれ、「自分が知っていることでも、若い参謀や将兵のやる気を削がないために、あえて知らないふりをしていたことだ」と答えたといいます。幕末の志士として、明治維新の死線をくぐり抜けてきた大山元帥ほどの軍人ならば、およそ戦争において知らないことなどなかったでしょう。

戦時にどのような判断を下し、どのように将兵を統率するか、誰にも聞く必要などなかったはずです。けれども、それをしてしまえば部下たちは何もいわなくなる。「こんな報告をしたら笑われるかな？」「こんな進言をしたら怒られるんじゃないか」。こう思って、大山元帥のまわりには誰も寄りつかなかったはずです。だからこそ、大山元帥はあえて「アホ」のふりをした。アホのふりを努力して装うことで、本当に必要な情報をつかみ、日露戦争を勝利へと導いていったのです。

### 心の栄養「ホウ・レン・ソウ」

では、私たち第一線を退いた熟年世代は、具体的にどのような実践をしたら良いのでしょうか？

まず一つには、繰り返しになりますが、他人の話を積極的に聞こうとすること、その姿勢を示すことです。そしてより具体的な形としては、私は「ホウ・レン・ソウ」を読者のみなさんに提案したいと思います。

「幸福脳」の「傾聴力」を鍛えるための実践法として、日常生活のあらゆる場面に「ホウ・レン・ソウ」を取り入れるのです。

「ホウ・レン・ソウ」とは、いわゆる報告・連絡・相談のこと。この言葉は、山種証券（現SMBCフレンド証券）社長であった山崎富治氏が提唱したビジネス用語として知られ、仕事の際に上司に「報告」をし「連絡」をし、そして「相談」をしながら業務を進めていくというスタイルのことです。もちろん、この「ホウ・レン・ソウ」の実践は上司だけではなく、ときには同僚であったり、部下であったりしても構いません。ともあれコミュニケーションを図ることで情報を共有し、お互いに知恵を出しあって、最も理想的な答えを出す。その方法が「ホウ・レン・ソウ」であるのです。

前述の山崎富治氏は、この理念を掛け声だけに終わらせず、毎月一回は「ホウ・レン・ソウの日」を定め、全社員に対し「ほうれん草」を一束贈るという洒落れた取り組みをしていたそうです。事実、ほうれん草はビタミンやミネラルに食物繊維などの豊富な栄養価で知られ、野菜のスーパースターのような存在です。貧血・高血圧防止に役立ち、美肌や便秘の改善、糖尿病の予防にも良い影響を与えるなど、総合的な栄養価をもつ野菜として知られています。

コミュニケーションとしての「ホウ・レン・ソウ」も同じです。この「ホウ・レン・ソウ」を取り込もうとする人間に対して、心の栄養を与えてくれるのです。

どのような栄養か？　それは、報告をし、連絡をし、相談をする人間の心（脳）にさまざまな情報をもたらし、心（脳）に刺激を与え、良好な人間関係をもたらすという栄養です。

いわゆる「ビジネス用語」としての「ホウ・レン・ソウ」ですが、何も仕事の世界だけの話ではありません。私たち熟年世代の日常生活のあらゆる場面において、この「ホウ・レン・ソウ」を活用する場面があります。

たとえば、私が第一線を退いた熟年世代の専業主婦だったとします。

朝起きて、朝食の支度を整えながら、自分が今日一日をどう過ごすかについて夫に「ホウ・

レン・ソウ」するのです。自らが今日一日をどのように過ごしたいと希望しているのか、まず「報告」するのです。今日は同窓会に出席する予定があるから、お昼は一人で済ませて欲しいと「連絡」するのです。また、帰宅は夜になって危険だから駅まで迎えにきて欲しいと「相談」するのです。そう、今までと変わらない私たちの日常生活のすべてに「ホウ・レン・ソウ」があるのです。

必然性についていうなら、本来、このようなことは別に報告も連絡も相談も必要ないでしょう。事実、同窓会に出席するくらい、わざわざ家族に知らせる必要はないかもしれませんし、知らせなくても支障なく同窓会には出席できます。しかし、あえてそのコミュニケーションにひと手間をかけるのです。日常の一コマひとコマに、他者とのコミュニケーションを取り込んでいくのです。

同窓会の例でいえば、私が夫に相談すれば、夫は何がしかを答えるでしょう。気分良く見送ってくれるかも知れませんし、そうでないかも知れません。あるいは同窓会をより楽しく過ごすためのアドバイスをしてくれるかも知れません。いずれにせよ「ホウ・レン・ソウ」をした私には、何らかのコミュニケーションが新たに生まれていくのです。

熟年世代は加齢とともに身体能力が衰え、他者との関わりが減ってきます。そのこと自体は自然の摂理ゆえにやむを得ないことであったとしても、他者との関わりの減少がそのまま、情報に接する機会の減少に直結していくわけですから、その少ない一回一回のコミュニケーションの機会を大切にして欲しいと思うのです。

熟年世代は加齢とともに情報を忘却していきます。また忘却した情報を取り戻す機会も減少していきます。ゆえに意識して他者とコミュニケーションを取り、自らの心（脳）へ情報を取り込む努力をしていかねば、心（脳）の機能自体がドンドン低下してくるのです。

どのような些細なことでも良いのです。昨日は雨だった、今日は晴れた。昨日は寒かった、今日は温かい。そのような一見、取るに足らないような他愛のないことからで構わないのです。大切なことは、他人と会話をすること。会話をするために他者と意欲的に関わろうとすること。そしてそのコミュニケーションの中で、相手の話を聞き、相手が何をいいたいのかを理解し、心豊かな交流やふれあい、人間関係を築いていくという「情動」が大切なのです。

この世の中には、一日として同じということがありません。毎日同じように見える日々であっても、昨日と今日はまったく別個の一日なのです。毎日気温や天気が少しずつでも変わりゆくように、私たちの生活も変化変化の連続なのです。肝心なことは、その変化に気づくことができるかという感性なのです。

その感性によってこそ私たちの心（脳）は鍛えられ、「幸福脳」の「傾聴力」が引き出されていくのです。

## 私の「ホウ・レン・ソウ」

私自身、高知医科大時代はこの「ホウ・レン・ソウ」を医局運営の要としていました。新設の高知医科大学がスタートしたとき、当時の文部省（現・文部科学省）は「協力校」として岡山大学・京都大学・徳島大学の三校を指定しました。この三大学の医学部から高知医科大学へ、教授を送り出すこととしたのです。

同時に高知医科大学の内規として、各校三分の一以上の教授を送り出さないよう、各校同士のバランスにも配慮することにしていました。

ところ変われば品変わるというように、大学が変われば運営のすべても変わります。たとえば、岡山県民が京都で暮らし、京都府民が徳島で暮らし、徳島県民が岡山で暮らす。このような場合、かなり大きなカルチャーショック（文化的な戸惑い）があるのではないでしょうか？

新しい場所では新しい場所なりの新鮮な感動があるのと同時に、新天地での暮らしには当然大きな戸惑いもあるはずです。何より、岡山・京都・徳島で暮らしていた「外国人」同士が、まったく縁《えん》も縁《ゆかり》もない異国「高知」へとやってきて、人間の命を預かるという大きな仕事を協同しておこなわねばならないのです。ゆえに「ホウ・レン・ソウ」を徹底することは当時の私たちにとって、呼吸をするくらいあたり前のことでした。

そして大学医学部教授にとっての役割とは、一般に教育・診療・研究を指しますが、実はこれに医局運営も加わってくるのです。比喩的に、大学教授の仕事を四脚のイスにたとえるとすると、教育・診療・研究という同じ材質で同じ形状の三本の脚に、一本だけ異質で異なった形状をした医局運営という脚がくっついているのです。なぜ医局運営が異質かといえば、それは結局、自らとは関係のない外部要因に大きく左右されるからです。

無論、大学医学部における医局の最終責任者は教授です。他学部以上の大きな裁量権をもつのが医学部教授です。教育や診療や研究が教授自身の中で完結できる内容であるのに対し、医局運営は最終的に他者の関与や意志によって決まってくるからです。

たとえば、どのような方針で医学部教育を施すのかも教授の裁量です。診療も研究もそうです。基本的に、教授がこのようにすると決定したことに関しては、他者は異論を唱えることができません。

しかし医局運営とは、医局で働く医局員一人ひとりのマネジメントであり、その一人ひとりがどのように医局に関わっていくのかという状況を指しています。当然そこには医局員一人ひとりの合意がなければなりませんし、意志や役割や立場の尊重ということも必要となってきます。同時に、医局というものは関連部局や外部とも関わっているのです。

たとえば私の専門であった脳神経外科の立場でいえば、脳神経外科は外科で扱う内容でありながら、実は内科で扱う内容でもあるのです。

どういうことかというと、人間の脳が外科・内科双方にまたがっていることを指しています。具体的には、脳の病気はその進行状況や状態によって内科で扱ったり、外科で扱ったりと非常に複雑なのです。内科であれば、投薬を中心とした対応になりますし、外科であれば、当然手術などを中心とした対応になります。

ともあれ、医学部教授は医局の責任者ではありますが、責任者であることは独裁者であることを意味しません。何より、私自身、恩師・半田肇先生のご指示によって新設の高知医科大学・脳神経外科初代教授として赴任した理由が、若干大げさにいえば「南国土佐という土地に『脳神経外科学文化』を根づかせる」ということでした。

大学医学部教授は、ある面において医療行政に関する都市計画者であるように私は思います。大学医局を開き、大学付属病院や関連病院を整備し、それらの施設で働く人々を教育し、指導していくことで地域医療を発展させていく。私が赴任した当時、高知県には脳神経外科学の土壌はありませんでしたが、定年退官時までに、まがりなりにもその土台となる脳神経外科学の基礎を育てあげることができたと自負しています。医局を開き発展させ後任者へ引継ぎ、附属病院や関連病院を整備し、その施設で働く人々を私の立場で私にでき得るかぎりの応援をさせていただいてきました。

私は医療とは、「コミュニケーション」と「インフォメーション」だと思うのです。医学という知識。脳神経外科学というインフォメーション（情報）をコミュニケーション（伝達）する。その作業が私は医療だと思っているのです。医局員と良好なコミュニケーションを取ることなくして、医局運営など存在しないのだと思ってきました。ゆえに私は「ホウ・レン・ソウ」を何よりも大切にしてきたのです。そしてこの「ホウ・レン・ソウ」を大切にすることで、医局員一人ひとりの主体的な意志や役割や立場というものを尊重してきたつもりです。

大学教授は医局運営に関して、最終的な責任を負わなければならない立場であることを常に自分自身にいい聞かせ、困難やトラブルに関して逃げの姿勢を示したり、責任転嫁をしたりせずに立ち向かうこと。誰からも助けてもらえない孤独に耐えること。そして反対意見にも耳を傾ける心の余裕と度量をもち、誤ることのない「Decision Making（意思決定）」を下すこと。このことを深く自覚し、また同時に若い医局員たちがアメリカン・ドリームならぬ「高知ドリーム」を抱けるよう、ささやかながら応援をしてきました。

結果として、私の医局内における「ホウ・レン・ソウ」という小さな試みは、愛する南国土佐に脳神経外科学という「文化」が根づき、多くの優秀な医局員が育った事実を振り返ってみれば、それなりの成果をあげたのではないかと、私は大きな満足を抱いております。

結局、本項目で私がお話をさせていただいた「幸福脳」の「傾聴力」を育てるとは、他者の話、情報の入ってくる「間口」を拡げるということにつきるのです。人間の口は一つで、耳は二つです。口でしゃべる以上に、他人の話に耳を傾ける必要があるからではないかと私は思うのです。人の心（脳）は鍛えれば鍛えるほど成長します。そして心（脳）は一生変化し、成長し続けていきます。

人間は豊かな想像力、イマジネーションの力をもち、この豊かな力によって、科学文明を築きあげました。地球四六億年という気の遠くなるほど長遠の時間の中にあって、たった数千年程度のコミュニケーションによって、宇宙にまでいけるようになりました。

もし仮に、地球四六億年という時間を、二四時間という時間軸の枠組みにあてはめて考えてみれば、私たち人類数千年の文明など、一秒か二秒程度の時間的長さでしかありません。にもかかわらず、私たちにはこれほどのことができた。それは取りも直さず、人間がもつコミュニケーションの偉大さ、他者と言葉を交わし、他者の言葉を理解し、他者の言葉を意識的に受け入れ、自らの心（脳）を成長させる燃料としていくことの素晴らしさを意味していると私は思うのです。

私は読者のみなさんが「幸福脳」に備わる「傾聴力」を我が身に開き、実りある豊かな心の交流と幸福な第二の人生を過ごされることを願っています。

## 3 謙譲力を育てる

勝ったらいかん負けなはれ　いずれお世話になる身なら　若いもんには花もたせ　一歩さがって譲るのが円満にゆけるコツでっせ――

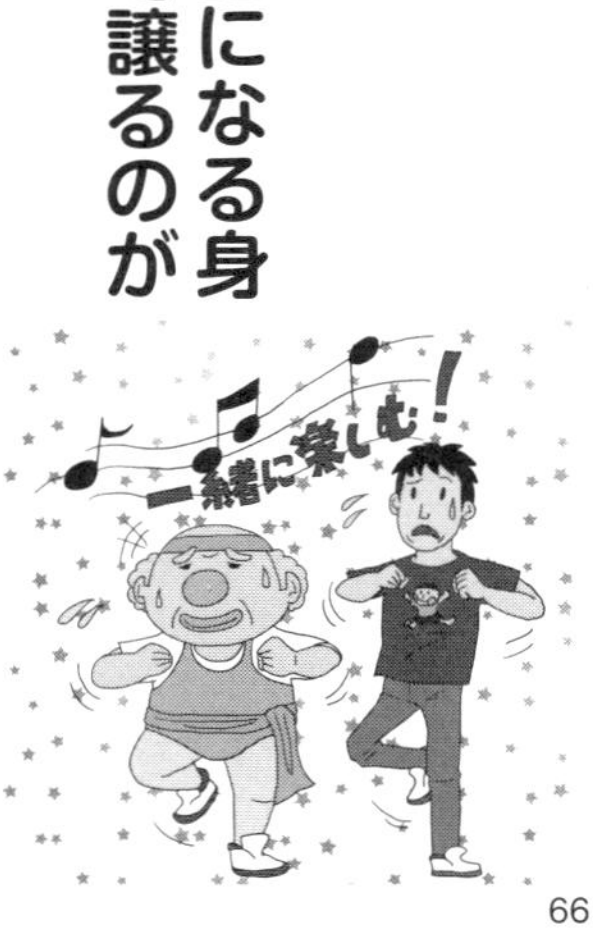


［謙譲力とは？］
「幸福脳」には「謙譲力」という力があります。謙譲力とは、他人を信じ、他人の成長を一歩さがった立場で見守り、自らを取り巻く環境に循環をもたらす力です。その循環によって、自らが作りあげてきた外部環境を次世代へと永遠ならしめていく力です。

**他人を見守ることはそのまま我が身を守ること**

「幸福脳を育てる9つの力」の三つ目の内容は、熟年世代がそれまでの仕事や家庭から一歩離れた立場で後進の人々を見守るという、自らの立ち位置やスタンスについてお話をする内容となります。

見守るとは、どのような態度で見守るということなのでしょうか？　私はその一つのモデルを職人の世界に求めたいと思います。

職人の世界には、「弟子と競うな」との戒めがあります。人間の弱さ、人情の一つの側面として、弟子が成長をしてくると親方は自らの後継者としての成長ぶりに、喜びと楽しみ、そして頼もしさを感じると同時に、自らがもう必要とされていないと感じてしまう心の寂しさから、弟子の足を引っ張ろうとすることがあるのです。

しかし人類の進歩は、弟子が親方の「権威」や「功績」を乗り越えていくことによってもたらされてきました。やはり、親方としてひとたび弟子を育てる決意を心に定めたならば、最後の最後まで弟子の成長を喜ぶ気概をもたねばなりません。親方の背中を追いかけ、追いつき、追い越していく立派な弟子は、親方を追い越していくことはあっても、決して置き去りにはしないものです。むしろ自らの終世に渡る恩師として尊び敬い、生き方の手本として敬愛の念を抱き続けます。

どれほど人間関係が希薄となり、世知辛い世の中へと変容していくことがあったとしても、人間対人間の心豊かな交流、相互の信頼に根ざした厳しい薫陶と技術指導によって築かれた師弟関係が崩れることは絶対にないのです。

その証拠に、私が薫陶を受けた京都大学の荒木千里教授や恩師・半田肇先生、大阪市立大学名誉教授の西村周郎先生は、戦後の我が国脳神経外科学の黎明期に母校の京都大学を拠点として数百人数千人もの教え子たちを直接・間接的に育てられましたが、教え子たちはみな、それぞれの立場で立派に第一線の研究者、教育者、臨床医として育ち、活躍をしてきました。全国各地の大学なり大学病院なり、あるいは各種研究機関において、脳神経外科学「初代」として、自らが担当した地域の一粒種として「脳神経学」の振興に寄与してきました。そして彼らはみな、終世荒木教授や半田先生、西村先生のご恩を忘れることはまったくありませんでしたし、折りに触れ、師匠の偉大さを懐かしげに語ることがしばしばあったのです。

無論、私もその一人でありました。人間は「人の間」と書くように、人と人の間で育つものです。師弟関係とは自分が育った環境そのものです。ゆえに師弟関係をないがしろにするような行為は、自己否定同然の行為です。立派に育つ弟子であればあるほど、そのことの意味を理解していますし、その価値を大切にしようとするのです。師匠を大切にすることは、自分を大切にすることだと身をもって理解しているからです。

最近は長寿高齢化社会の進展とともに、通常、第一線を退くとされる年齢を迎えた熟年者であっても、生涯現役の気概で指導的立場に立ち続ける方や、多方面に渡って活躍される方々が増えてきました。

私は自身が経験してきた脳神経学分野における師弟関係から、指導者になるための王道やマニュアルなどはないと信じています。俗に「地位が人を作る」といわれるように、必然性に迫られ、またあるいは自らの努力によって、その地位にふさわしい指導力を身に備えるようになると思っています。ただ、どのような分野においても、人を育てる、弟子を薫陶する立場にある人間には、決して欠くことのできない二つの必須条件があるように思うのです。

まず一つは、自らが開拓者の精神をもって肥えた土壌を切り拓くため、勢いのある「種芋」になろうと努力すること。そしてもう一つは、自らが「火種」となって若く優秀な弟子の、やる気やモチベーションを引き出し、成長していこうという心を燃え立たせること。

この二つがあれば、どのような分野であっても、その目指すべき教育の大部分が達成できると私は思うのです。次世代を担う優れた後継者を育てるためには「種芋」であれ「火種」であれ、自らが優れた「タネ」であることが大切なのです。タネはちっぽけな存在ですが、一〇年二〇年と歳月を経るごとにより多くのものをもたらします。樹齢千年の巨木も、はじめはちっぽけなタネや苗木から育ちはじめるのです。

では、なぜ他人を見守る必要があるのでしょうか？　それは、他人を見守ることが、そのまま我が身を「守る」ということにつながるからです。

一般的に「人生の終着駅」へと向かっている熟年世代であっても、「生きる」という欲求に対しては強い執着をもって生活しています。生きるということはそれ自体が「ストレス」を生むものです。今までは、我が国においても相互扶助や豊かな地域や家族間の人間関係に支えられ、それが顕在化して問題となることが少なかったのですが、少子高齢化や核家族化など社会構造の変化にともない、熟年世代の「ライフ・ストレス」が多様化するようになってきました。

日常生活や人生そのものに対する葛藤という「ライフ・ストレス」は、蓄積し続けることによって「老人性うつ病」などの一因ともなるといわれています。しかし「ライフ・ストレス」を感じる熟年世代の人間すべてが「老人性うつ病」になるわけではありません。

当然、ストレスに対する耐性には個人差があり、若い頃から悩みごとや心配ごとに耐える訓練をしてきた強靭な心（脳）のもち主は、「ライフ・ストレス」に対する健全な身の処し方を心得ています。そのため、いわゆる「心身症」になることもなく、第二の人生を活き活きと生きています。そしてそのような活き活きとした人生を送る人は、おおよそ次のような生活環境を整える努力をしているように私は感じています。その努力とは、「ライフ・ストレス」を上手くやり過ごしていこうとする努力です。

その努力とは、

一　生活環境に「安全」と「快適」さを取り入れる
二　社会貢献を通じて孤独に陥らないように努めている
三　生涯学習を通じて情報疎外にならないよう心がけている
四　余暇などの「遊び」の中に生き甲斐を見出している
五　身体や精神に疲労を感じたら早め早めに「癒す」何かをおこなっている
六　友人・家族を含めたコミュニケーションを常に図っている

ストレスに対する耐性は、個人の資質によって決まるものではありません。人間の努力によって培っていくものです。

私たち熟年世代の多くは、人生において豊かな経験をしてきています。熟年世代は、身体的な資源をもち得ませんが、知恵という知的資源を誰しもがもっています。ゆえに社会や地域や周囲の人々の正しいニーズ（要望）を理解し、自分に求められる役割を把握し、「勝ったらいかん負けなはれ　いずれお世話になる身なら　若いもんには花もたせ　一歩さがって譲るのが円満にゆけるコツでっせー」という態度で、謙虚に振る舞うならば「ライフ・ストレス」を感じることのない、実りある幸福なセカンドライフを過ごすことができるのです。

幸福は観念的なものです。観念的であるがゆえに、他者からは推し量ることのできないものです。

人も羨むような大富豪であっても、病弱や家庭不和がある場合は、幸福とはいえません。逆に、人が眉をひそめるような貧しい境遇であっても、健康で一家仲良く幸せに暮らしている場合もあります。幸福とは、探し求めるものではなく、自らが作り出すものですから、当然その「幸せの形」も各人各様で異なります。大切なことは、幸福は他人からもらったり、他人と比較したり、他人の真似をするのではないということです。

人間の幸・不幸は、人が自らの心(脳)によって感じる生命の一つの作用ですから、その「基準」や「尺度」も人によって異なるのです。肝心なことは自分にとって「何が幸福なのか?」という、揺るぎない、確固とした「価値基準」をもつことです。その「価値基準」を自らが定めるのです。

私たち熟年世代は、退職をしたり子供たちが結婚をして巣立っていくなどの環境の変化によって、それまでのさまざまな要因に縛られることがなくなり、自分の為の自由な時間をもつことができるようになります。それまでのせわしなさから解放され、心(脳)に精神的なゆとりをもち、時間や環境に余裕をもって生きることができるようになるのです。

人間は悩みの尽きない動物です。むしろ悩むがゆえに人間であるという生物であったりもします。人は人生のどの時期においても常に迷い、悩みを抱えて最後の最後まで生きていきますが、それでも心(脳)の在り方一つで穏やかで幸せなセカンドライフ(第二の人生)を過ごすことが可能なのです。

悩むとは、自分に対する「制限」を理解することだと私は思います。人間は、性差や職業や年齢という意味において「平等」ではありません。また、この地球上に存在する数十億人すべての欲望が満たされるという世界に生きているわけでもありません。人が生きるということは、そのまま「自らに与えられた制限の中に生きる」ということだと私は思うのです。

人間の欲望に際限はありませんが、同時にその欲望は、人がより良い人生を生きていくうえでの活力源ともなります。

問題は欲望があるのかないのかではなく、その欲望に自分が振りまわされているのかどうかということにあるのだと、私は思います。

欲望によって、自分や他人を傷つけているのか、いないのか。そのような基準によって判断されるものだと私は思っています。人間の幸福は、人間の心（脳）によって決まるのですから、自分の足元を見つめなおし、自分に最適なサイズの幸福とは何かということを把握することが、自らを幸福にする一番の「近道」だと私は信じるのです。そしてその「近道」とは、自らに続いてくれる後進を「見守る」力、「謙譲力」なのです。

## 私の見守り「See it, Do it, Teach it」

高知医科大時代は、私の立場で後進に対する「見守り」をしていました。私の「見守り」、それは若き医局員の修行時代に三度「脳動脈瘤」を中心とした手術の執刀経験をさせるということでした。

アメリカには「See it, Do it, Teach it」という言葉があります。この言葉は、研修医の間で昔から自然にいわれてきた内容で、まず指導者（教授）の振る舞いを観察（See）し、その振る舞いを試みてみる（Do）。そのうえで、その経験を後輩に教えて（Teach）いくということです。研修医はこのようなステップ（段階）を経て、一人前の独立した専門医として成長していきます。元々「学ぶ」とは「真似ぶ」のこと。弟子は師匠の振る舞いを模倣、真似ることで学び育っていくのです。ゆえに指導者、つまり大学医学部の教授は弟子たる医局員に学び真似させるべき何ものかをもたねばならないという宿命をもつのです。

私は高知医科大時代、若き医局員が脳神経外科医の登竜門とも呼べる「日本脳神経外科学会専門医試験」を受験するまでに、前述した「脳動脈瘤」などの執刀経験ができるよう配慮していました。

脳動脈瘤はクモ膜下出血の最大の原因となる疾患で、その手術はたいへん重要です。私はこの手術を脳神経外科学に関する基礎的なトレーニングの一応の目安として経験させていたのです。なぜなら、一般に脳神経外科における治療とは、手術などの外科的治療のみに留まらず、「血管内治療」「放射線治療」「内科的治療」など非常に多岐に渡っておりますが、それでもなお、脳神経外科の世界においては手術治療が今日でも重要なウエイトを占めているからです。

一般に「一〇年一昔」というように、どの分野においても人間が独り立ちして活躍するまでには一〇年単位の時間がかかります。桃栗三年柿八年というように、桃や栗ですら三年以上、柿にいたっては人間のそれとほぼ近い八年もの長き歳月が必要になります。脳神経外科医においても、やはり一〇年近い時間は必須といえるのです。

けれども問題があります。その問題とは、脳神経外科医養成のうえで、脳神経外科医の人数と症例数の問題です。率直にいえば、脳の病気にかかる人と毎年脳神経外科医になる人の人数のバランスが上手く取れるのかということです。脳神経外科に関する各疾患（病気）の年間発生率に大きな変化がないなら、当然、脳神経外科医の増加は、自然に一人の脳神経外科医が担当できる手術数の減少につながってきます。

脳神経外科医が過剰となれば、すなわち「Neurosurgery may die（脳神経外科は死ぬかも知れない）」という深刻な状況に陥る可能性があります。実はこの問題は、かなり以前より世界各国で真剣に考えられており、イギリスなどでは脳神経外科医の人数に一定の定員という枠組みを設けている国も存在するのです。

事実、私の京大時代、荒木千里教授や恩師・半田肇先生の下で修行していた頃は、脳神経外科医の数が世間的な関心を集めることはありませんでしたが、私が高知医科大を定年退官する頃には、なんと全国で六〇〇〇名以上もの脳神経外科医が誕生していたのです。ですから、若き医局員に対して、脳動脈瘤執刀経験を三例確保し、数少ない経験を積ませるということは私に取っての大切な「見守り」でもありました。

いつの世も、医師養成の目標。とりわけ、脳神経外科医養成の目標は三つしかありません。一つは、患者さんに安心を与え信頼される「やさしい」脳神経外科医になること。二つには、自分の担当する患者さんにどのような手術をすることが最適なのかを判断する手術適応を完璧に決められること。そして最後には、そのための脳神経外科医としての「基本技」を体得させることなのです。そしてその基本技の大部分を執刀経験が占めるのです。

私の後進に対する「見守り」は、今振り返ってみても、本当にハラハラドキドキで、最後の最後まで慣れるということがありませんでした。文字通り、手に汗にぎるような緊張感を強いられていました。理由は簡単です。人間の脳にメスをいれるという危険極まりない行為を、医学部で専門教育を受けたとはいえ、まだまだ発達過程の途上にある人間に任せねばならない。

この精神的プレッシャーには、慣れようとして慣れられるものでは決してありませんでした。

自分で担当すれば、それほど問題のない手術です。失敗することがほとんどないといえる手術です。何より自分の行為によってもたらされる結果ならば納得もできますが、愛する教え子とはいえまったくの他人が担当する手術です。その手術の責任だけは、自らが取らねばならないという手術です。ゆえに、精神的につらいことこのうえもない「見守り」といえました。

しかし、私が「見守る」ことをしなかったならば、いつまでも人は育たないのです。

高知医科大学に私の跡を継いで、地域医療を担ってくれる優秀な脳神経外科医が育ってくれなかったならば、私が同大へと赴任した意味がまったくありませんし、何より、同大へ私を推薦してくださった恩師・半田肇先生に対する恩返しができなくなってしまいます。ですから目をつぶるような思いで、若き医局員たちへ執刀のチャンスを与えていました。

この私の「見守り」は、結果として大成功だったと思います。難関として知られる専門医試験の合格率は、私の教授時代、最初の一五年間は合格率一〇〇%を維持しておりましたし、最後の五年間も、八七%を維持していました。これは全国の平均合格率が五八%であったことを思えば、一地方医科大学の実績としては十分過ぎるものであったと自負しています。私はこの経験から、医師というのは、何か命がけで取り組まねばならないような重大事を責任をもってやりとげさせてはじめて、大きく脱皮するのだと痛感しました。

人間とは不思議なもので、自分が責任をもって取り組まねばならないとわかると、行動から何から、それこそ顔つき目つきまで変わってくるのです。

また、若き医局員同士の切磋琢磨として、「アイツにができたんだから、オレにだってできる！よし頑張るぞ！」という、励みにもなっていたようです。

人は、手取り足取り手ほどきをしてくれる介助者がいると、どうしても依頼心や依存心が生まれてしまうものなのです。いざという大舞台で、他人に頼れず、まさに薄氷を踏むがごとしの緊張感を経験することが、そのまま脳神経外科医としての成長に大きくつながると私は思うのです。

ここに私が今まで述べてきた、一歩退いた立場で後進を「見守る」という「幸福脳」の「謙譲力」の根本精神があるのです。

もちろん「見守る」といっても、そのまま「放置する」ということではありません。手術室には立ち入らず、直接指導こそしませんが、事前に入念な準備やチェックはしていますし、当日も何か有事があれば即座に駆けつけることができるよう、部屋で待機していました。

何より、研修期間の六年も一緒に過ごしてきた間柄ですから、教え子の得手不得手は我が子同然に理解できていますし、当然、その実力をはるかに超えた目標を与えることもありません。

相手を見ながら、相手を信じながら、段階を踏まえて成長させていくのです。

## この世のあらゆる事象にリサイクルがある

「幸福脳」の一側面「謙譲力」の謙譲する力とは、自らの生存環境にリサイクルを発生させる力です。リサイクルとは循環のこと。自らの「見守る力」で、自分が築いてきた環境を循環させる力です。環境の循環に勝ち負けは関係ないのです。他人に勝つから、自分が築きあげてきた環境が永続していくわけではないのです。

自らが築きあげてきた環境を守ってくれる後進を育てるから、環境が守られ、リサイクルされていくのです。

およそこの世の森羅万象には、ありとあらゆるところに生命の循環があります。春に木々に花が咲き、夏に葉が青々と繁り、秋に芳醇な実を実らせ、冬を迎える前にすべての葉が散るのも、循環のためです。一年間という一つの区切りをしっかりとおこない、翌年の自らの栄養となるために、冬に葉が散るのです。散った葉は、地面に落ち、そのまま腐り、土壌を豊かにする養分となって再び自分を育てるのです。

人間もこれと同じです。自分が師匠に育てられたように、自らも弟子を育てていく。師匠が落葉となって自分を育てる養分となってくれたように、今度は自らが落葉となり、後進を育てる養分となるのです。そうして自らに与えられた使命を果たすのです。「若いもんに花をもたせる」ために、若い者が花を咲かせることができるよう、自らは養分となるのです。だから一歩引いた立場に立つ。その正しい立ち位置を理解する力が「謙譲力」なのです。

私たち熟年世代は、家庭においても仕事においても、あるいは地域においても、第一線を退いた立場です。その立場にある私たちにとって、やるべきことは新たな環境を作りあげることでも、あるいはその作りあげた環境を舞台に誰かと競争をすることでもありません。やるべきこととは、自らが築きあげてきた環境、仕事なり家庭なり地域なり、そのような環境を、これからもどうやって継続的に発展をさせていくのかということに対する「対話」です。つまり後進との「コミュニケーション」なのです。

ゆえに、私たちが心がけることは、あとを歩んでくれる後進に感謝するとともに、余計な負担にならないような形で助言をし、そして「見守る」ことなのです。「見守る」という忍耐の中に、必ず、自らが築きあげてきた環境の発展と永続と、何より心豊かな交流が生まれていくからです。

どうかみなさん、後進に対する見事な「負けっぷり」で「若いもんに花をもたせ」「一歩下がって円満に」、楽しく・明るく・にぎやかなセカンドライフを過ごしてください。私はみなさんが我が身に「幸福脳」を開花させ、見事な「謙譲力」で、心豊かな第二の人生を過ごすことができるよう願っています。

# 4 忘却力を育てる

## 昔のことは忘れなはれ 自慢話もしなはんな わしらのときなんて鼻もちならぬ忌み言葉――

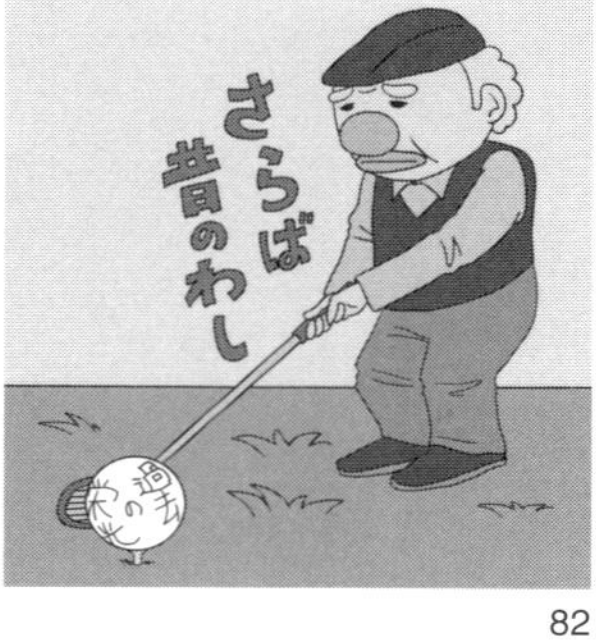


**忘却力とは？**

**「幸福脳」には「忘却力」があります。忘却力とは、既成の価値を積極的に見直し、先入観を捨て、新たな価値を大胆に受け入れるという力のことです。**

### 忘れることは新たに覚えること

「幸福脳を育てる9つの力」の四つ目の内容は、私たち熟年世代における有形・無形の「所有物」に関する整理のお話となります。

熟年世代が第二の人生をスタートするにあたって最も大切なことの一つは、心（脳）を「整理する」ということだと私は思います。そして整理とは、これまでの長年に渡る来し方や来歴によって蓄積されてきた「ものごと」を整理するということです。

「もの」は品物。「こと」は出来事。人が、これまでの人生において所有してきた有形無形のさまざまな「もちもの」を取捨選択して、第二の人生である「セカンドライフ」の出発に際して、必要なものと不必要なものの仕わけをするのです。

しかし人間とは、不要となったものほど捨てることにためらいがあるようで、今まで所有してきたものを処分するという行為は、実は簡単なようでいてなかなかできないものです。

なぜならば、人間が「何か」を所有するということは、その「何か」を所有せねばならないという必要性があったからです。

人生の一時期において、その品物を所有する必要性があった。たとえば、長年の使用で非常に大きな愛着を抱いてしまった旧式の家電製品。古びた子供の洋服。壊れた裁縫道具。これらは、事情は千差万別であれ、その人に取っては、人生の一時期、どうしても必要であったものです。ですから、どれだけこれらの品々が経年劣化によって不要なものとなってしまっても、長年自らが所有してきた愛着ゆえに、なかなか手放すことができませんし、実際に手放そうと気もちを定めたとしても、「もしかしたら、再び必要な日が訪れるのではないか?」と、整理を先のばし先のばしにしてしまうのです。

私たち熟年世代は、戦後のたいへんなもの不足の時代に、多感な青少年期を過ごしました。また、日本人が元来備えている「ものを大切にする」という美徳ともあいまって、私たちの世代は非常にものを大切にします。しかし、ものを大切にすることと、ものを「溜め込む」こととは、似て非なる別個の考え方です。

一般に、身のまわりの所有物が溜まってくると、自らの生活空間も次第に手狭となります。そうなると、熟年世代の第二の人生を快適に過ごすことの妨げともなり得ます。理由は、自らの心（脳）の中に新しいものを受け入れようとする意欲が、自然自然と失われていくからです。

私は、先に所有物とは「ものごと」だとお話ししました。「もの」とは品物。「こと」とは出来事。それが有形であれ、無形であれ、およそ人間が何かを所有するということは必ず何がしかの「スペース（空間）」を必要とするのです。

たとえば「思い出」という無形物であったとしても、旅先の写真や土産物や旅先からもち帰った何かなど、その置き場となる「スペース（空間）」が必ず必要となってきます。私たちが新しく何かにチャレンジしようということには、その挑戦の結果によってもたらされる「ものごと」を置く場所が新たに必要となるのです。

人生は変化変化の連続です。この宇宙全体を見渡しても、一瞬として「過去」と同じ状態である「現在」など存在しないのです。そして「現在」は、時間の経過とともに「過去」へと変質していきます。人間は過去に生きる存在ではなく、未来へと向かって歩いていく存在です。私たちに真に必要なのは「未来を所有する」ためのスペースであって、過去の所有物の置き場所ではありません。

新たな人生、実り多き第二の人生には、「スペース」が大きければ大きいほど可能性が広がるのです。だからこそ、私たち熟年世代は「セカンドライフ」という第二の人生の出発に際して、必要なものと不必要なものを取捨選択し、本当に必要なものであれば整理整頓し、不必要なものは勇気をもって手放して、新鮮な心（脳）で新しい人生へと旅立つ必要があるのです。

## 環境に適応するとは、時代の流れに身を任せること

「古き良き時代」という言葉があります。この言葉は、自らが瑞々しい躍動感とともに過ごしてきた青春時代と、今を生きる現代とを対比しています。そしてこの言葉は、社会環境や価値観の変化に自分がついていけないという心情を、率直にいいあらわした言葉でもあるようです。

人間は、歳月を経るごとに身体能力が低下していきます。そしてこれに反比例するかのように、人類が築いてきた文明は、加速度的に進歩していきます。

理由は、先人が築いてきた英知を土台に、効率的に産業・科学・学術など社会基盤の万般を

発展・成長させていくことができるからです。猛スピードで私たち熟年世代を取り巻くあらゆる風景が様変わりしていく現代にあって、新しい時代に適応できない人にとっては「ジェネレーション・ギャップ（世代間格差）」という心（脳）の寂しさを抱きやすいということがあるように思います。そして、この寂しさが、ついつい熟年世代の人々に「私たちの時代にはこのようなことはなかった……」とか「最近の若い者は……」といった言葉をつぶやかせてしまうと私は思うのです。

これは人情の面でいえば、当然止むを得ないことではあります。でも、どれだけ社会環境や価値観が変化したとしても「時代」というものは不変だと私は思うのです。もちろん、科学技術や、文化や、生活様式など、その時代時代で当然変化はしますし、その変化の中に多様な移り変わりもあります。しかし「時代」に生きる人間の本質的な在り方というのは、いつの世も不変だと私は思うのです。たとえば、若者の敬老精神の希薄さを嘆く前述の言葉も、実は、何千年も昔から存在するのです。よく知られるエピソードに、エジプトのピラミッドには、ピラミッド建設当時の作業員が書いたといわれる「最近の若いヤツは……」との落書きがあるそうです。まるでジョークのようなお話ですが、何千年も昔から「最近の若者はなっていない」わけです。

いつの世も、人は自分が青春時代を過ごした「時代」が最も「良き時代」なのです。若年層と熟年世代の関係性は永遠に変わらないのです。そしてその関係性が変わらないのであれば、その関係性を嘆いても仕方がないのです。

では何が問題なのか？　私は依存してしまう心の弱さに問題があるのだと思っています。「最近の若者はなってない」という言葉は、若者に対して変化を期待している言葉です。自分たちは変わる必要がないけれども、相手には変わって欲しいという言葉です。

私がこの本で説いている「幸福脳」的な立場からいえば、自分以外の他者とはすべて「外部環境」です。自分を変えずに、環境を変えようとしているところに、心（脳）が苦しみを感じる本質的な原因があるのです。

人間は、自らが長年に渡って培ってきた過去の生活様式や習慣を、そう簡単には変えることができません。よって、私たちの世代はどうしても新しい社会環境に適応するのがむずかしく、保守的なライフスタイルに陥りやすい傾向があります。

ただ、すべての文明を捨て去り、それこそ無人島や人里離れた山奥に隠棲するならまだしも、今までと同じ場所で今までと同じように暮らしていこうとするならば、やはり最低限度の変化に適応する必要があります。少なくともその心の準備はしておく必要があるのです。

たとえば、現代社会は科学技術の時代です。ＩＴ（情報技術）革命と呼ばれて、もう一〇年以上の歳月が過ぎました。パソコンや携帯電話などを中心としたＩＴ技術が、日常生活のすべてを変えつつあります。携帯電話が財布になったり、人工衛星と通信する地図になったり、社員証や身分証の代わりになる時代がくるとは想像もしませんでした。

人の心（脳）には、新しいものに対して喜びを感じる感性とともに、未知のものに対して不安や恐怖を抱いてしまうという特質があります。この特質こそが、人の心（脳）に保守性や閉鎖性をもたらすのです。

私たち熟年世代は、第一線を退くことによって、社会との関係性が薄くなっていきます。だからこそ、その失われた関係性を新しいものに対する挑戦の意欲によって取り戻していく必要があるのです。

パソコンでも携帯電話でも、第一線を退いた熟年世代には不得手な分野となるかと思われますが、それでも、私たちの世代には強力な武器があります。それは「自由になる時間」です。この膨大な時間を使ってコツコツと何かにチャレンジしていけば、社会から取り残されるというようなことは決してないのです。

## ＩＴ革命の二〇年も前に一地方医大へ情報通信基盤を整備

私自身、高知医科大時代はこの既成の価値観を見直し、新たな価値を積極的に受け入れるという姿勢を常に心がけていました。

新設医大である高知医科大学は、一九七六（昭和五一）年に「医療に関する地域格差を改善する」という政府の医療行政に基づき設置されました。大学首脳部には、岡山大学・内科学教授であった平木潔先生を学長にお迎えし、同時に、京都大学・耳鼻咽喉科学教授の森本正紀先生と、岡山大学医学部教授の俵寿太郎先生を副学長にお迎えし、発足しました。

その高知医科大学の大きな特色の一つは、何といってもやはり、一地方医大には到底考えられないほどの高度な情報基盤の完備でした。つまり、学内の電算化・コンピューター化について、IT革命の二〇年以上も前から、高度な情報ネットワークの整備が実現していたのです。

私は高知医科大への赴任が内定した頃から、一地方医科大学が、他の名門校に伍して立派に成長していくためには、一にも二にも学内に高度な情報基盤を確立することが必須条件だと思っていました。そこで私は、当時の首脳部の諸先生方の目標に対して尽力し、諸先生方の熱心な奔走によって、文部省の「特別研究経費」を交付されることとなり、高知医大の全部門電算化に成功したのです。

高知医大における電算化の基本構成は「総合共同利用システム」で、外来・入院・検査・研究・教育の各部門を相互に連結し、情報や業務の共有化を図ることでした。私がなぜ、学内ネットワークの全部門電算化にこだわったかといえば、一言でいえば、新設医大として新しい価値を積極的に大きく飛躍できると思ったこと。具体的には、学内情報基盤の電算化により、四つのメリットが生じると思ったからです。

まずその一つめは、「省力化」「効率化」による経費節減ということ。新設医大は、当然ながら、土地・建物・設備・人員等、ありとあらゆる面において莫大な経費がかかります。国立医大として必要な資金に関するサポートが国から得られるといっても、その支援には自ずと限界があります。ゆえに可能なかぎり経費の節減に邁進し、その経費節減によって捻出した余裕資金を大学の「診療」や「研究」の充実に充てるべきだと考えたためです。

二つめの理由としては、やがて訪れるであろう「インターネットの時代」に早くから対応したいと思ったためでした。元々、軍事利用や学術研究の発展のために考え出された「インターネット」の効用については、その実現以前の古くから、多くの研究者の人々の間ではポピュラーに知られておりました。よって、そう遠くない将来、我が国においても「インターネットの時代」が訪れるだろうと私は予想していたので、その先手先手を打ち、附属病院と大学医学部を情報通信網でつなぎ、研究と実践をリアルタイムに連携させるための環境整備をしておきたいと思ったからです。

そして三つめの理由は、情報の「デジタル化」を実現したいということ。およそ大学において、診察・教育・研究そのすべてにおいて情報という名の「データ」が生まれます。その「データ」がアナログ、つまり「紙」という媒体で保管されるかぎり、さまざまな面でのコストが生じてしまいます。紙であるがゆえに、保管するスペースも必要ですし、どこにどのデータがあるのかを把握しておくための人員も必要となってきますし、何より、データは「移動」と「複製」と「保管」ということに関して、非常に手間がかかるのです。しかしこれらの問題は、電算化をしておくことができれば、すべて解決可能なのです。

たとえば情報の「移動」に関しては、コンピューターなら地球の裏側であっても一瞬で可能ですし、ボタン一つでデータの「複製」が可能です。紙媒体以上の簡素なやり方で、紙媒体以上の長期の「保管」も可能です。そのため私は、たとえば「放射線画像処理」や「病歴管理」など、日々の研究・診療・教育で生み出される学内データの「デジタル化」に取り組みたかったのです。

そして最後、四つめの理由としては、遠隔地医療の実験をしたいと考えたためです。南国土佐と呼ばれる高知県は、幕末にはいわゆる「薩長土肥」と呼ばれる明治維新の原動力となった雄藩の一つとして知られております。一地方の田舎ではありますが、温暖な気候と大いなる自然、そして温かい人情とが渾然一体となり、坂本龍馬をはじめ多くの英雄豪傑を輩出した地域です。「台風銀座」と呼ばれる煩わしさを除けば、雄大な四国山脈にまわりを囲まれ、まるで「南国」のような美しい太平洋と抜けるような青空が素晴らしいところです。

けれども、そのような美質に富んだ我が高知県も、人口という面でいえば、やはり過疎化した地域の一つです。

私が高知医大赴任時に九〇万人だった人口は、少子高齢化社会の進展や大都市圏への人口密集とともに、現在は七八万人前後にまで落ち込んでいます。少子高齢化の進展する地域において、例外なく問題となるのは、やはり医療の問題をどうするかということになると私は思います。地方における「無医村」問題に象徴される医療インフラの衰退は年々深刻さを増すばかりです。

医療インフラの衰退と一口にいっても、そこに人間が暮らす以上、何か特別な病気が発生しているわけではありません。私の住む地域だけ、何か特別な病気にかかるというわけではないのです。東京に住む人間も高知に住む人間も、同じ病気になりますし、同じ病気になれば、同じ手術、同じ投薬で病を治すのです。

何がいいたいかといえば、命にかかわるような重大な病を除き、風邪など緊急性を要しないものに関しては、一刻を争って治療する必要はないということです。具体的にいえば、田舎と大都会の大病院をコンピューター・ネットワークという情報通信網でつなぎ、診察は自宅のパソコンで受け、その診察をもとに近所の薬局で薬を処方してもらい、安静にして様子を見るという在り方があっても良いということです。ゆえに、そのような時代が到来する可能性を予見して、私は高知医大の電算化推進に邁進しておりました。

## 忘れるという勇気

忘れるということは何かを失うということです。失うということは、非常に勇気のいることです。なぜならば、人が人生を生きるということは「ものごと」という「しなもの」や「できごと」を所有してきたという記憶によって形作られているからです。

人間が何か忘れるということは、ある意味において「自己喪失」や「自己否定」につながるような錯覚を抱くことがあります。しかし忘れるということは「未来に生きる」ということでもあるのです。

今回ご紹介した「昔のことは忘れなはれ　自慢話もしなはんな　わしらのときなんて鼻もちならぬ忌み言葉―」の「昔のことは忘れなはれ」とは、昔という過去に向けていた自らの目線を、これから迎える第二の人生、熟年世代の「セカンドライフ」へと向けるということなのです。

「自慢話もするな」とは、別に対人関係や他者とのコミュニケーション的なトラブルを考えてのことではありません。自慢話をしてしまう、過去の自分に振りまわされている、過去の自分の影響下を脱しきれていないという現在の自分を改めるということなのです。そして「わしらのとき」とは、結局「自分のとき」ではないということです。わしらのときとは、過去の一時期の「自分のとき」であり、現在を生きる実りある「セカンドライフ」を過ごそうとしている私たち熟年世代には無縁の「とき」を意味しているのです。

人間は眠ります。眠ることによって、自分の心（脳）を一度リセットしているのです。そして朝の寝覚めとともにフレッシュな感覚で今日の一日を楽しく・明るく・のびのびと過ごせるように工夫しているのです。

もし人間の心（脳）に「忘れる」という生命の作用がなかったならば、人間は失敗や過ちに手足を縛られ身動きができなくなります。

自らの失敗やあやまちをいつまでも忘れることができず、その忌まわしい記憶に苦しめられ続けるならば、人は困難を恐れず、より良い人生を生きようとする勇気をもてなくなります。忘れるという行為は、勇気のあらわれの一つなのです。

人生は有限です。有限ゆえに、人は自らに与えられたかぎりある時間を、可能なかぎり有意義に過すことです。すなわち、自分の個性や特性を生かせる道、自分が何かに夢中になることができるような楽しい道、心（脳）が満足感や充足感を得られる道、そのような、自分が自分らしく、自分自身に正直に、そして精一杯生ききることができる道を歩むべきだと思うのです。私はそこにこそ、人間の真の幸福があるのだと信じています。

一般に人間以外の動物は、生殖期を終えると短時日の間に死亡することが知られています。

「セカンドライフ」という新しい人生を、新しい立場で、新しい新鮮な気もちで迎える。そのために不要なものはすべて忘れるのです。すべてを忘れて、まるで今生まれたばかりの赤子になったような気もちで、第二の人生を私は読者の皆さんに過ごして欲しいと思っています。そのために「幸福脳」の「忘却力」が役立つのです。

# 5 現状受容力を育てる

わしらの時代はもう過ぎた なんぼ頑張り力んでも 体がいうこときききまへん あんたは偉いわしゃあかん そんな気もちでいなはれ——

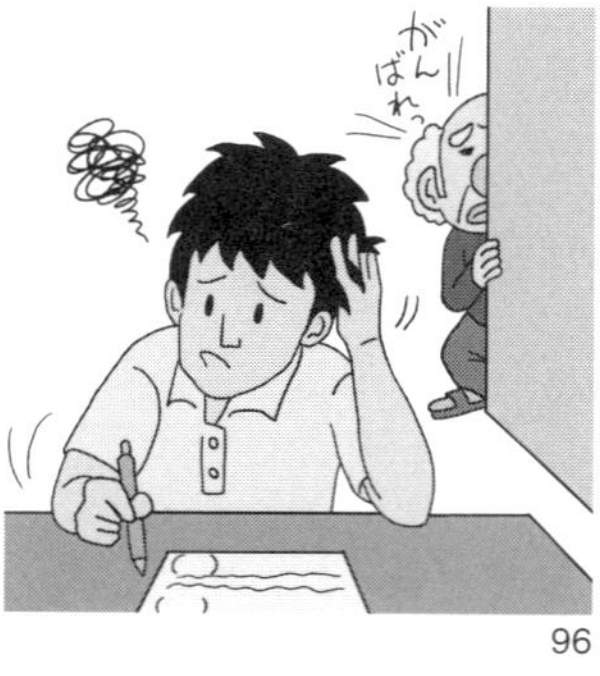


## 現状受容力とは？

「幸福脳」には「現状受容力」があります。現状受容力とは、あるがままの現状を受け入れ、自らを取り巻く現状という「外部環境」が順境であれ逆境であれ、そこに楽しみと喜びを見出す力のことです。

### スター・プレイヤーに見る現状受容の千変万化

「幸福脳を育てる9つの力」の五つ目の内容は、私たち熟年世代が年を経るごとに迎える身体的能力の低下など、さまざまな外部環境の悪化に対してどのように我が身を最適化させていくかという心構えを説いた内容となります。

スポーツの世界において、往年の名選手が引退後にプレーするのを見ると、これがかつて栄光と賞賛を欲しいままにしたスター・プレイヤーだったのかと、思わず自らの目を疑ってしまうときがあります。これは別に珍しいことではなく、人間誰しも、年を経るごとに肉体的能力や判断力などさまざまな力を失っていきますから、自らの目に焼きついているかつての華麗なプレーと、今自分が目にしているプレーにギャップが生じてしまうのは当然のことです。

私たち熟年世代にかぎらず、人間誰しも、健康で若々しくて、それこそ「不老長寿」でありたい。いつまでも現役時代の体力を維持し続けたいと思うものです。

しかしながらスポーツにかぎらず、自分の人生万般において、いつまでも自分が若い頃の感覚のまま何事かに取り組もうとすると、身体に大きな負荷がかかり、身体を痛める場合があります。スポーツ分野におけるプロフェッショナルの世界においては、選手の活躍可能な期間は、一般に非常に短いものとなっていますが、だからといって、年長のスポーツ選手が活躍できなくなるかといえば、そのようなことは決してありません。

プロの中でも、その頂点を極める選手ほど、実は私たち熟年世代と同じ「セカンドライフ」を満喫する才覚をもちあわせています。それらの選手は、ほぼ例外なく「幸福脳」の「現状受容力」を身に備えているといえます。すなわち、環境の変化にあわせて、自分の立場も見事に変化させていくのです。プレイヤーとしてスポーツを楽しんでいたそれまでの立場から、後進を育成する「トレーナー」や「コーチ」、あるいはその分野における「評論家」や「著述家」へと、巧みに自らの姿を変えていくのです。

なぜこのような変化を遂げていくことが可能なのか？　それは、彼ら名選手が、スポーツを心から楽しんでいるからにほかなりません。

「プレイヤー」のプレイとは、「遊ぶこと」という意味です。スポーツを自らの生業として、プロ意識をもって仕事をしている選手であっても、常に心には自らの競技を愛し「楽しむ」心意気は失っていないのです。

プレイは遊ぶことであって、競争をすることではありません。無論プロのスポーツとは、競技の世界、激しい勝負の世界ですから、結果が問われるのは当然のことですが、プロ選手が本当に競っているのは、常に他人ではなく自分自身なのです。過去の自分、今まで結果を出し、プロフェッショナルとして生きてきた過去の自分と戦っているのです。

プロの選手の心にあるのは常に現在の自分であり、今の自分がベストを尽くせているのか、その一点のみが問題なのです。プロの選手にとっては、年齢的な身体能力の低下はベストを尽くすことの障害とは成り得ません。私が好きなゴルフの楽しさを、テレビを通じて全米に知らしめた、往年のスタープレイヤー、アーノルド・パーマーは語りました。「ちょっとした見栄が、ゲームをだいなしにする」と。パーマーは老いてますます盛んなプロフェッショナルで、私たち熟年世代の模範となるような素晴らしい選手です。

生涯、一プロフェッショナルとして、プレーを楽しむパーマーにとっては、年齢的な環境の変化は問題にすらならないのです。年を経るごとに、その時期その時期の身体能力にあわせたゴルフを、パーマーは楽しみ続けました。

ゴルフをなさる方はおわかりのことと思いますが、通常ゴルフは七〇歳を過ぎる頃からガクンと飛距離が落ちます。そのため、プレーに際しては、打つ場所などさまざまな「ハンディキャップ」という優遇を与えてもらうことになります。そうしなければ、若い人と対等にプレーを楽しむことができないからです。

「ゴルフは自分と向きあうスポーツです。ゴルフの基本は「あるがままに打つ」という姿勢を保ち続けるスポーツです。基本的に審判がいませんし、自分の成績は自己申告です。誰が見ていようと見ていまいと、ルールとマナーを守り、紳士であることを要求されるスポーツです。このような美質をもつ競技であるがゆえに、昭和天皇もゴルフがお好きでいらっしゃいました。

ともあれ、私は人生もゴルフと同じようなものだと思っています。それは老いを上手に受容するということです。つまり、現状を受容するということなのです。

ゴルフでいえば、年老いてハンディキャップを受け入れず、若者相手に必死にプレーをするということには意味がありません。少なくとも、それはプレーではなく「苦行」です。そしてその生き方は「幸福脳」とは真逆な生き方なのです。

豊かな人間関係を築くコツは、どこまでも自分の心（脳）の在り様を正しく保ち続けるということにしかありません。すなわち、ゴルフと同じように、ハンディキャップという現状を受け入れ、そのハンディキャップを楽しみ、その環境の中でベストを尽くし、ベストを尽くしていく中に喜びを見出し、「セカンドライフ」を楽しもうと努力するのです。その努力が自分の心（脳）に存在し続けるかぎり、どれほど苦しくたいへんな逆境にあったとしても、私たち熟年世代は人生を最後の最後まで謳歌していくことができるのです。

アーノルド・パーマーはいいました。「ルールにしたがいながら、勝つ術を学ぶんだ」。現状というルールにしたがいながら、私たちは自分自身に打ち勝つ楽しみを発見していく努力をしていけば良いのです。そこにこそ、実りある豊かな人生が約束されていると私は信じるからです。

## インフォームド・コンセントという患者への敬意

では、高知医科大時代の私の最大の「受容」とはどのようなものだったか。それは「インフォームド・コンセント」という価値の受け入れということでした。

「インフォームド・コンセント」とは、医療に関する欧米からの輸入概念で「説明と同意」と訳される言葉です。患者に対する医療行為には、すべて本人に理解可能な適切な形で情報提供がなされ、患者がその情報を的確に理解し、同意を示したうえで治療行為はなされるべきだとする概念です。

治療法の選択にあたっては、どのような選択肢が自らに与えられ、それぞれの治療法の利害得失というメリット・デメリットの情報提供が過不足なくなされたうえで、最終判断は医師ではなく患者に委ねられるべきであるという価値観です。端的にいえば、患者の自己決定権の確立ということです。

我が国では一九九七（平成九）年の「医療法」改正の頃から本格的に唱えられるようになり、今日では当然の概念として広く一般に受け入れられるようになりました。けれども、私自身にとっては、この価値観の「受容」には色々と苦労をさせられました。その理由は、「インフォームド・コンセント」以前の価値観とどのように折りあいを付けていくのかということの結論を出すのに、長い時間がかかったからです。

「インフォームド・コンセント」という価値観が確立される以前の我が国の医療現場では、「パターナリズム（父権的温情主義）」と呼ばれる概念が支配的な考え方でした。これは、患者に対する治療方針などは、医療に対する専門スキルをもった「父親」たる医師が、医学的見地からすべてを判断し、「愛する我が子」たる患者に最適と思われる処置を施すという在り方です。「インフォームド・コンセント」も「パターナリズム」も、その目指すところは同じです。病に苦しむ患者を根本的に癒すという目標ですが、この両者は目指すべきところが同じでありながら、その方法はまったく異なる立場に立つのです。

すなわち「インフォームド・コンセント」は患者の側に、「パターナリズム」は医師の側に、それぞれどちらの側にイニシアティブ（主導権）を与えるのかという点につき、真逆の立場を両者は取るのです。

それはまるで、あたかも海外へ旅行へいくのに、船でいくのと飛行機でいくくらいの違い、まさに空と陸で天と地ほどの違いがありました。

別に私は、何がなんでも医療は医師が主導権を握るという価値観を抱いているわけではありません。医療の目的は人間が失ってしまった力を取り戻すということですから、患者の病が治り、その顔に笑顔がもたらされるならば、何だって良いと私は思っているのです。結局、その問題は「インフォームド・コンセント」という価値観に患者さんが心理的に耐えられるのかという点に関して、私には迷いがあったからです。

それはどのようなことかといえば、「インフォームド・コンセント」が目指す医療とは、患者と医師とが対等な立場で病状について話しあい、その治療法を選択しようとする在り方です。このことは、言葉で表現すれば非常に簡単で、かつ、崇高な響きをもっていますが、実際の現場、つまり医療の最前線においては、高度に専門化された医学的知識を患者さんにゼロからわかりやすく説明するということは非常に困難であったりするのです。

同時に、これが何より大きな理由であるのですが、すべての患者さんが強靭な精神力をもちあわせているわけではありません。

たとえば、末期ガンの告知など、患者さんに対して、甚大な精神的・心理的負荷をかけてしまう場合に、果たしてその「インフォームド・コンセント」は、医療の本来的な在り方として正しいのかという葛藤があったりするのです。

末期ガンを例にいえば、「あなたは末期ガンです。助かる見込みはAという手術なら三〇%、Bなら五〇%、Cなら六〇%〜七〇%ですが、Cの場合、合併症が生じやすく治療は非常に長引きます。どれを選択するかは患者である貴方次第です。どの手術を希望されるか、あるいは手術自体を希望しないか、お好きなように判断してください」といわれると、何か、突き放されたような気もちになりはしないでしょうか？

「インフォームド・コンセント」という価値ですから、患者にすべての決定権があるのですといわれても、かけがえのない、この世に二つと存在しない自分の命に関する決定をするのに、デパートでネクタイを選ぶかのような、安易な感覚で、簡単に判断ができるようなことはないのです。

また、一医師としての人情の観点からいっても、自分が救おうとしている患者さんだけにすべての困難を背負わせ、任せっぱなしにできるというものでもありません。

ゆえに「インフォームド・コンセント」という価値と、伝統的な「パターナリズム」という価値の折りあいをどのようにつけるのかについて悩んだのです。

その答えは、現状を受容するということにありました。すなわち、今回私が紹介させていただいた格言の「わしらの時代はもう過ぎた　なんぼ頑張り力んでも　体がいうこときまへんあんたは偉いわしゃあかん　そんな気もちでいなはれ」ということに、答えはあったのです。

パターナリズムという「わしらの時代はもう過ぎた」、そして患者という「あんたが偉い」、そんな気もちでいるようにとの、この格言の境地にいたったのです。結局「インフォームド・コンセント」の価値とは、患者を患者としてではなく、自分と同じ一個の尊厳ある人間として受け止めるということに意義があるのです。この原点を忘れないならば、乗り越えられない困難などありません。

古代ギリシャの医学者ガレノスはこう教えてくれています。「最高の診療とは、医師と患者のかぎりない信頼と深い愛情のうえに築かれる」と。

ガレノスは二〇〇〇年近くも前にこの普遍的な価値を説いていたのです。適切な情報を提供しつつも、単に情報提供に留まるのではなく、より積極的に希望や安心感も与えられるような振る舞いを自らが示していけば良い。その努力を私は私の立場で続けていけば良いのだとの結論にいたったとき、私は現状を「受容」して迷うことがなくなりました。

## 「笑い」は万病の特効薬

では最後に、読者のみなさんが各人それぞれの立場で「幸福脳」の「現状受容力」を育てるために、どのような具体的な実践が求められるでしょうか。

私は「笑う」ということだと思います。

かつて、我が国には、超高齢者の代表選手として一世を風靡した双子のお婆さんがいらっしゃいました。「きんさん・ぎんさん」の愛称で国民的に親しまれ、まるでアイドルのように全国どころか海外遠征をも果たし、一〇三歳で台湾旅行もなさった「成田きん」さん「蟹江ぎん」さんのお二人です。

お二人は、明治・大正・昭和・平成という四つもの時代を、朗らかに・明るく・のびのびと生き抜き、それぞれ一〇七歳、一〇八歳で天寿をまっとうなさるまで、人生を思う存分堪能されていました。往年のお二人は、国民にとっての「最高の老後像」と慕われていたものです。
では、きんさん・ぎんさんの長寿の秘訣は何だったのか？　それは彼女たちの独特のユーモアに見られる「笑い」であったといわれています。

お二人はしばしば周囲を笑わせ、場を和ませるという才能に長けていました。

きんさんは、お亡くなりになる一〇七歳になった年に胃潰瘍で入院しました。医師が「以前、胃潰瘍をやったことがありますか？」『はい、若い頃にあります』「それは、いつ頃のことですか？」、『九〇歳のとき』。また、企業CMに出演し、三〇〇万円の出演料をもらうことになったお二人に、とあるTVレポーターが取材しました。「その出演料は何に使われるおつもりですか？」、『二〇〇万円は市に寄付しました』。「残りの一〇〇万円はどうなさいますか？」、『老後のために取っておきます』。

これらのエピソードは、きんさん・ぎんさんが、自らの老後という環境をあるがままの姿で積極的に受容し、いつまでも明るく希望をもって生きていたことを示しています。何より、その明るさの中に他者を笑わせようという、思いやりの心があります。

俗に「笑う門には福きたる」といいますが、これは医学的に正しい見識です。医学の立場から見れば、よく笑い、よくユーモアを楽しむことは熟年世代の免疫能力を高め、細菌感染やストレスに対する抵抗力を育て、心身ともに健康を維持することができるのです。

私の医学という専門分野において、このことを述べるならば、笑いはガンに対しても有意義な価値をもつのです。

「人間がなぜガンになるのか?」

このことは医学における最重要テーマの一つです。私たち人間を含めたすべての生物は、天文学的な回数で細胞分裂を繰り返していくことで自らを形作ります。人間でいえば、母親の胎内で受精卵としてこの世に誕生した私たちは、成人になるまで実に六〇兆個の細胞集団を形作るまで言語に絶するほどの細胞分裂を繰り返していくのです。分裂して分裂して人は育っていくのです。

ガンも、この細胞分裂の一つの現象なのです。本来的には、問題がない細胞分裂という行為ですが、ガンはこの細胞分裂の異常を意味しているのです。人間が幼少期、少年期、思春期等を経て、成人に達していく過程で細胞分裂を繰り返しますが、その分裂は一定の遺伝子レベルのルールに則っておこなわれています。わかりやすくいえば、ある種のルール以上には細胞分裂をしないようになっているのですが、ガンはこの細胞に何らかの原因によって異常が生じ、ルールを無視して勝手に細胞分裂を繰り返しいく、これがガンという病の本質なのです。

実は、私の身体にも読者のみなさんの身体にも、毎日毎日、ガン細胞は生まれ続けているのです。その数、何と三〇〇〇個から四〇〇〇個ともいわれていますが、私も読者のみなさんもそう簡単にはガンになりません。そのわけは、私たちの体内には「NK（ナチュラル・キラー）細胞」という名の警備部隊が常駐し、常時人間の体内をパトロールし、ガン細胞を見つけ次第、退治し続けているからです。けれども、この「NK細胞」部隊は、一五歳をピークとして年々弱体化し続けるのです。そしていわゆる「ガン適齢期」を迎えるとともに、人はガンにかかりやすくなるのです。

一般に、ガンは個人の免疫能力の高さに左右されることがいわれていますが、近年の専門的な研究では、この免疫能力を高めるために「笑い」が有効であるということがいわれ、日々研究が続けられています。

「笑い」による、私たちの心（脳）への刺激が、免疫機能を高めるホルモンの分泌を促して、そのホルモンが「NK細胞」の再活性化をなさしめているのです。ゆえに、笑う門には健康という幸福もくるのです。

自らが笑い、笑わせることで、人間の体内にはガン細胞への攻撃がなされているのです。豊かな人間関係を築く人、笑顔を絶やさず孤独に陥らない人が、長寿を保つのもここに理由があるのです。

では、何をどのように笑えば良いのでしょうか？　それは自分のあるがままの姿や環境を「笑う」ということです。より正確にいえば、笑いを見出すということです。自らの「セカンドライフ」が順境であるならば、その順境を楽しみ、もし仮に逆境であったとしても、その逆境をある意味ネタにして笑い飛ばせば良いのです。お金がないならお金がないことを笑いにし、病と戦っているならばその病を笑いにし、したたかに人生を楽しめば良いのです。他人の逆境を笑うことは人倫の道に反しますが、自分の逆境を笑うことは、誰に非難されることでもありません。むしろ、自らの逆境を気の毒に思ってくれる周囲に対する労りを示すことすらできるのです。

私たちは、喜怒哀楽のある人間的な感情をもった生物です。当然、笑うことすらできないほどの逆境に見舞われることもあります。それはあたり前の人情ですから、何も気に病むことではありません。つらければつらいままで良いのです。つらいまま、そのつらさに向きあいながら、何か笑いを見出せないか、自分が笑える何かがないか、誰かを笑わせてあげられる何かがないか、その姿勢が大切なのです。あるがままの姿や環境を「笑う」とは、自らを取り巻く外部環境に楽しみを見出すことです。その楽しみによって豊かな人間関係を築いていこうとする努力なのです。

医学は日々進歩しています。現代医学では人間を遺伝子レベルで癒すことが可能になった時代です。決して治ることのないといわれてきた先天的な身体的ハンディキャップすら、現代医学では治せる可能性が生まれてきている時代です。

第二次世界大戦が終わった昭和二〇年頃の日本人の平均寿命は五〇歳前後でした。この頃は終戦による生活環境の悪化で、衛生活動もほとんどおこなわれず、医療行政もゆき届いていなかったことから、結核等の感染症で死亡する人が多かった時代でした。今に生きる私たちにとっては信じられないことですが、戦後の一時期、結核は「死にいたる病」「不治の病」として多くの人々を震えあがらせていたのです。

高度経済成長期の到来や国民各層の懸命な戦後復興への努力によって、急速な生活環境の改善、医学・医療の進歩、社会保障インフラの充実、公衆衛生基盤の完備などにともなって、児童の死亡率も激減し、平均寿命に関しても欧米先進国を追い抜き世界一の長寿大国となりました。

もちろん、寿命がのびるに連れ、熟年世代層の人口が増えることは当然ですし、それによってさまざまな問題が生じていることも事実です。しかしそれでも人間は、生涯に渡って成長していく動物なのです。同時に人間が作る「社会」や「時代」も永遠に成長していく存在です。この世に生きる私たちにとって悲観することなど何一つないのです。どんな逆境であったとしても「幸福脳」の現状受容の力を引き出し育てていくことができるならば、そこに豊かな人間関係を築き、自らの人生に楽しみを見出していくことは可能なのです。

不治の病の結核を、私たち人類は克服しました。生きるとは「笑うこと」です。笑いによって楽しみや喜びを見出し、自分も他人も幸せにしていくことができるのです。医学の進歩によって、一〇〇歳まで悠々と生きることが夢ではなくなった現在、七〇歳、八〇歳から第二の人生をスタートさせ、最後の最後までともどもに人生を謳歌したいものだと私は思います。

もし、読者のみなさんに「お迎え」がきたならば、是非、こう仰って「お迎え」を追い返してください。


七〇歳でお迎えがきたときは「今、留守にしております」

八〇歳にてお迎えがきたときは「まだまだ時期尚早ではないでしょうか?」

九〇歳にてお迎えがきたときは「そんなにお急ぎにならないでください」

そしていよいよ、一〇〇歳にてお迎えがきたならば「ああ、わかりました。適切な時期を見計らってこちらから伺いますよ」と。


笑って、笑って、笑い抜き、ともどもに幸福な「セカンドライフ」をいつまでも楽しみましょう。

# 6 社会貢献力を育てる

お金の欲を捨てなはれ 山ほど積んだ銭金も
死んだらもっていけまへん あの人はエエ人
やったと そないに人にいわれるよう生きて
いるうちにバラまいて 徳を山ほど積みなはれ――

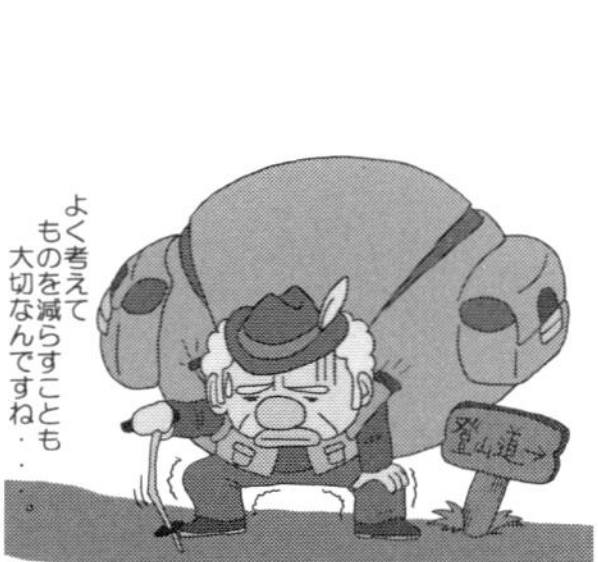

よく考えて
ものを減らすことも
大切なんですね・・・
登山道→


〔社会貢献力とは？〕

「幸福脳」には「社会貢献力」があります。社会貢献力とは、他者や地域社会に貢献をし、その中に喜びを見出すと同時に自らの生活環境に「セーフティネット（安全網）」を構築する力のことを意味しています。

**お金の使い方という名声を相続させる**

「幸福脳を育てる9つの力」の六つ目の内容は、私たち熟年世代が第一線を退いた「セカンドライフ」をどのように過ごすのか、とりわけ、自らの関係者や、自らを取り巻く外部環境への積極的な関与や貢献を通じて、それにより、却って自分の生活環境が守られるという仕組みについてお伝えをする内容となります。

人生の価値が何によって決まるのか、たとえばその価値がお金であったり、健康であったり、社会的な地位や名声であったり、各人各様の価値観がこの世に存在すると思いますが、それでも私はそれらの価値がいき着く究極的な最終地点とは、「意味」ではないかと思っています。「意味」とは「自分がこの世に存在していたことの意味」です。すなわちお金を稼ぐことの意味であり、自らが健康であることの意味であり、社会的な地位や名声を獲得することの意味です。どのような価値観をもち、どのような人生を歩むか、それは個人の自由です。どのような選択をしようとも、その価値が反社会的でなく、他人の不幸のうえに築かれる価値でないならば、どのような道を歩もうとも一切が個人の自由だと私は思っています。

けれども問題は、自らが選択した価値によって、本当に自分が幸福になれるのか、あるいは自分は幸福であったのかという、客観的で主観的でもある「事実」の検証という姿勢が、何より大切なのではないかと思っています。

たとえば「お金」という価値について話をするならば、俗に「お金は額に汗して稼ぐものだ」

といわれるように、苦労せずに獲得したお金（あぶく銭）はアッという間になくなるものです。これはお金のありがたさ、値打ちがわからないために、そのお金を得た人間が、有効に使うことができないということを意味しています。「あぶく銭は身につかない」と良くいわれるように、それが賭博であれ相続であれ、自らの努力によって勝ち得たものでないならば、そのお金は誰をも幸福にすることがありません。ゆえに、真に子を思う賢明な親は、なまじっか中途半端に財産を残すことはしません。

かつて、明治維新の三傑としてその人徳を今も現代の人々に慕われる西郷隆盛は、自らの詩でこう謳いました。

「児孫のために美田を残さず」と。

自らの子孫が堕落しないよう、美しい田んぼ、すなわちお米がたくさん取れるような資産価値のある田畑は残さないという意味です。本当に賢明な親は、美田の代わりに「名声」を残します。「名声」とは「生きたお金の使い方」という「名声」です。

他人や地域社会に感謝されるお金の使い方、今回の格言でご紹介した「あの人はエエ人やった」といわれるお金の使い方です。すなわち、賢明な親は子に「お金」ではなく「見事なお金の使い方」という「名声」を相続させるのです。

それはなぜか？　それはお金は個人の才覚に左右されますが、名声という他人からの「敬意」

や「賞賛」や「感謝」という無形の価値は、長く人々の心に留まって消滅することがないからです。少なくとも「名声」は、個人の才覚によって左右されることがありません。人間は他人から受ける真心を忘れないものです。すなわち、自分の恩人を人は終生忘れることがありません。受けた恩を返すか返さないか、あるいは返せるか返せないかは別としても、少なくとも恩を返そうと努力はするものです。恩人の存命中に恩返しができないならば、せめてその子孫が恩返しをしようとするものです。

我が国に明治維新が起こり、近代奨学金制度が確立するまでの長い間、奨学金は素封家や篤志家、いわゆる「地域の名士」の善意によって成り立っていました。

我が地域の中に貧しいけれども、頭の良い子がいたならば、その子の大学進学は地域の名士同士がお金を出しあって東京へ送り出していました。医師という世界の大先達、我が国が世界に誇るドクター・ノグチ＝野口英世もこの仕組みによって医師になりました。私たちの大先輩たちは、誰にいわれなくとも、お金の生きた使い方、お金を何に使えば我が地域が栄え、栄えた地域の力によって我が家・我が一族が守られるのかということを、理屈ではなく皮膚感覚で理解していたのです。

現代に生きる私たち熟年世代は、明治時代の素封家のように、広大な山林を所有していたり、地域の優良な子供たちを全員大学に進学させるほどの巨万の富をもっているわけではありませんが、せめてそのお金の使い方には工夫をすべきだと思うのです。その工夫とは、自分の本当の幸福とは何なのか、自分はお金を使って何をしたいのか、どのようにすれば健やかな「セカンドライフ」という老後を迎えることができるのか。その答えを得ようとする「工夫」です。自らの人生に悔いのない答えを出そうとする「工夫」です。

では、どのように工夫をしたら良いのか？　具体的に何について工夫をしたら良いのか？　それは「健康」と「お金」と「仕事」という価値における工夫だと私は思います。

一般に、私たち熟年世代が仕事や家事という第一線を退く、いわゆる「定年後」の生活において大切なのは「健康」と「お金」と「仕事」だといわれています。また、これらの価値は相互にリンク（関連）もしています。健康でなければ人は自由に活動することができませんし、健康であってもお金がないならば自由に活動できません。お金があってもそのお金を何に使うのかという目的意識が明確でなければ、やはり自分の思ったように自由には活動できないものだからです。

人間が「定年後」に仕事を続けようとしたり、あるいは仕事を続けずに悠々自適な生活をしていこうとするのも、結局はこの「自由な活動」によって「心（脳）の平穏」「心（脳）の充足」「心（脳）の健康」が得られるということを遺伝子レベルで理解しているからだと私は思うのです。

## 医学が証明する労働の意義

二〇〇九（平成二一）年の秋頃、「定年退職後の仕事は健康維持につながる」という研究論文が、「Journal of Occupational Health Psychology（職業と健康の心理学）」という海外の学術誌に掲載されました。この研究によれば、熟年世代が「定年退職」後も、パートタイムやフルタイム、あるいは自営業などのさまざまな形で何らかの仕事を続けた場合、病気にかかりにくいという結果を発表しているのです。

この研究の学者たちは、五一歳～六一歳の一二、一八九名を対象に、一九九二年から二年に一度の面接調査をおこない、定年退職後に働き続ける人間とそうでない人間のその後の生活がどのように変化をしていくのかについて追跡を続けました。

その分析の結果、定年退職後も働き続ける人は、働くのを止めた人に比べて、重大疾患や身体的機能制限が少ないとの調査結果が判明したのです。同時に、この研究において非常に興味深い点は、定年退職後も現役時代と同じ職業や関連した職業についている人ほど、精神的な満足感が高いという点でした。

すなわち、何十年もかかって築きあげてきた職業的実績や、多年に渡って自ら培ってきた職業能力を生かせる仕事をしている人ほど、精神的な幸福を感じているということなのです。

結論として、この研究は定年退職後に熟年世代が働き続けることが、重大な病気や老化を予防し、その予防によって精神的な健康、幸福感も得られると述べています。すなわち「定年」とは「停年」ではありません。自らの人生という「年月」を停止させるべきではないということだと私は思うのです。

では、熟年世代の「定年退職」後に「はたらく」ということは、どのような状態を指しているのでしょうか？ 私は「社会と積極的に関わっていくこと」、そしてその関与、関わりによって自らの生活環境に「セーフティネット（安全網）」を構築するということだと思います。

人間誰しも「老い」という現象は避けられないものです。

一般に「老化」とは、人間が本然的にもつさまざまな力の喪失や、自らの身体に機能制限が発生していくことですから、「老い」という言葉には暗いイメージがつきまとうように思います。しかしその「老い」も「加齢」と表現されるように、「老い」という生命現象そのものには、失われるという価値はないのです。むしろ加齢「齢を加える」といいあらわすように、私たち熟年世代が迎える各人の状況それぞれにおいて、何かを加える、何かを生み出す創造的な試みを続けていけば良いのです。

欧米では「サクセスフル・エイジング（成功する加齢の仕方）」や「ハッピー・リタイアメント（幸福な引退生活）」など、第二の人生を過ごす「老後」は、好意的に受け止められているのです。それは取りも直さず、欧米諸国の熟年世代の人々が、加齢を成功させるためのさまざまな工夫に積極的に取り組んでいるからなのです。端的にいえば「定年退職」後も、自分の得意分野、専門分野を生かして意欲的に社会活動をおこなっているということなのです。

欧米の熟年世代はこれらの社会活動を通じて、自らの共同体における役割を演じることで、精神的な充足を味わい、ストレス負荷によって免疫能力を低下させることなく、いつまでも若々しい健全な心身を保っているのです。

「はたらく」ということは、いわゆる「企業」に勤務して、給与所得を得るという行為を指すのではありません。「はたらく」とは「働く」と書きます。「人」が「動く」ということをもって「働く」と表現しているのです。

私たち熟年世代の「セカンドライフ」を豊かに過ごすことの目的は、働くことによって「お金を得ること」なのではありません。働くことによって「自分の満足を得ること」なのです。つまり、自分の人生の意味を見つけ出し、その意味を見出すことで人生の幸福を獲得するということなのです。

働く場所はどこだって構わないのです。その場所が、家庭内であっても構いませんし、ご近所などをはじめとした地域社会であっても構いませんし、場合によっては企業やＮＰＯや各種ボランティア団体など、一切場所は問わないのです。問うべきは、自らが働くことで精神的な満足感を得ていること。その満足感によって自らの「居場所」を確保しているということなのです。すなわち「セーフティ・ネット（安全網）」の構築です。

## セカンドライフにおけるセーフティ・ネットの構築

ではなぜ私たち熟年世代には、「セーフティ・ネット（安全網）」が必要なのでしょうか？　また「セーフティ・ネット」とは何を指しているのでしょうか？　さらにはその「セーフティ・ネット」をどのように構築したら良いのでしょうか？

まず「セーフティ・ネット」の必要性から述べれば、それは熟年世代を取り巻く社会環境が厳しいものだということがあげられます。

私たちの世代は一般的に、身体能力や判断能力の低下によって事件・事故に遭遇しやすいということがいわれています。たとえば、入浴中に転倒することがありますし、独居生活で病気になって通院もできない状態に陥ることがあります。あるいは街中で犯罪に遭遇したり、場合によっては自宅で何か危険な事件に巻き込まれることがあるかもしれません。若年層であれば、対応可能なこれらリスク（危険）要因も、私たちの世代では、一人で対応することが非常に困難になるのです。

このようなときに「セーフティ・ネット」があれば、つまり、定年退職後に自分が関わる「N

PO」や「ボランティア団体」や「勤務先」や「家庭」や「地域」などの人的つながりがあれば、自分が困ったことに関して、何かを相談しやすくなります。同時に、相談できないような状態に陥ったとしても、音信不通状態の不審さを周囲が察知し、様子を見にきてくれます。つまり、自分が定年退職後に関わる「外部環境」が、非常時の「アラーム（警報装置）」として機能してくれるのです。

次に「セーフティ・ネット」とは何を指しているのかについていえば、自分が築きあげていく「外部環境」そのものを意味しています。その外部環境とは、自分がいるべき居場所であり、自分の人生の意味を見い出せる場所であり、何より自分を守ってくれる安全地帯のことを指しています。すでに述べたように、その場所が勤務先であっても良いですし、ボランティア団体や地域の組織、場合によっては家庭内であっても一向に差し支えないのです。一番大切なことは、起床から就寝にいたるまでの一日の「時間」を、可能なかぎり一人で過ごさないようにするという工夫が大切なのです。

一般に、私たち熟年世代は、第一線を退いたあとに社会的な関係性が希薄になりはじめることが知られていますが、膨大な時間的余裕が増え、いかに価値的に過ごすようにもっていけるかということが何より肝要なのです。

そして最後に、熟年世代がこの「セーフティ・ネット」をどのようにして築きあげるかについてお話すれば、ここにこそ今回の格言が意味を成してくるのです。つまり「お金の欲を捨てなはれ　山ほど積んだ銭金も　死んだらもっていけまへん　あの人はエエ人やったと　そないに人にいわれるよう生きているうちにバラまいて　徳を山ほど積みなはれ―」ということなのです。

「お金の欲を捨てなはれ」とはお金という存在それ自体が、我が身を危険から守ってくれるのではないのです。「死んだらもっていけない」お金は、結局「人生の重荷」の側面をもっているのです。そして、だからこそ我が身を守る「セーフティ・ネット」を築く必要があり、その目的のために「あの人はエエ人」だといわれるように、ばらまく必要があるのです。

ただ誤解のないように申しあげれば、「お金」とは、いわゆる「金銭」のみを意味していません。俗に「金がないなら知恵を出せ、知恵がないなら汗をかけ」といわれています。それぞれの得意分野で、提供可能な何かで、何より自分に無理のない範囲で、社会と積極的に関わっていけば良いのです。一番避けなければならないことは「自分は歳をとったのでもうダメだ」とか、「自分には提供可能なものが何もない」とか、そのような消極的な思考に陥ることが一番良くないのです。

自分の価値は自分で決めますが、同時に自分の必要性は他人が決めるのです。自らがどのようなことで他人の役に立てるか、それは実際に他人に聞いてみないとわからないのです。何か専門資格を生かして助言することを求められていたり、何か作業を手伝ってもらいたいと思われていたり、あるいはただ単に話し相手になってもらいたいと思っているときもあるのです。

自分がそうであるように、人は誰しも、孤独という状態が何より寂しいのです。誰かに必要とされている、自分が誰かの役に立てるという精神的な価値ほど、人間を励ます価値はありません。そしてこの価値は脳神経的観点から見ても、非常に有益な価値です。なぜならば、人間は他者と関わるという「刺激」によって心（脳）の神経細胞が活性化され、免疫能力が高まってくるからです。そしてその免疫能力の回復とともに、身体の健康にともなって心（脳）も健康になっていくからです。

私たち熟年世代が実り多き、心豊かな「セカンドライフ」を過ごすためには、アメリカのマッカーサー元帥が愛唱していたポエム、サムエル・ウルマンの言葉にあるように「青春とは心のもち方をいう」精神で積極的に社会と関わり、「皮膚にシワを寄せても、心にまではシワを寄せてはいけない」という毎日を過ごすべきなのです。

## 私のセーフティ・ネットと教え子の留学

私自身、外部環境との積極的な関わりによって自らの「セーフティ・ネット」を築きあげた経験があります。それは高知医科大学の教授時代、ほぼ全員の教え子を海外の名門校医学部や各国の重要基幹病院などに留学をさせたという経験です。

私は現役時代、時間が許すかぎり、そして時間が許さなくてもまるで時間をこじ開けるかのようにして、脳神経外科の国際学会に出席していました。そしてその国際会議で出会った世界各国の著名な脳神経外科医と、深き親交を結ぶよう努力していたのです。その理由は、すべて教え子に海外留学の経験をさせてあげたいとの気もちからでした。

大学医学部教授の仕事は、診療・研究・教育に医局運営の四本柱によって形作られていますが、結局は、大学教授の価値とは、どこまでいっても、どれだけ後進のために道を切り拓くことができたのか、自分が恩師から受けた以上の教育を自らの弟子に対して施せたのか、それによって決まります。

良い脳神経外科医であること、良き脳神経外科の研究者であること、よき医局運営のマネジメント責任者であることは最低限の前提条件でありますが、それだけでは十分条件ではありません。大学医学部という教育という現場において、何より大切な価値とは、優れた教え子をいかに育成できたのかということに尽きるのではないかと私は思うのです。

私はこのことを信じ、常に自分自身に教え子たちに対する模範たるべき良き「種芋」であるように努力してきました。

高知医科大学は、一地方の新設医科大学に過ぎませんが、私の第二の故郷・南国土佐は開明的な文化をもち、明治維新においては坂本龍馬や、三菱財閥の創始者・岩崎弥太郎など、国家的逸材を多数輩出した豊かな土地柄です。ゆえに、アメリカン・ドリームとまではいかないまでも「高知・ドリーム」を体現するような、大きな夢と希望をもった若き医局員をたくさん育てたいと思っていました。そして、青年期という多感な時代に、是非世界を見せてあげたい。世界最先端の医療現場の空気を存分に吸わせてあげたい。そのように思い、現役時代の私は、海外の医学者と積極的に交流してきたのです。

私は、私の立場で、私の得意分野で、そして私のできる範囲で「セーフティ・ネット」という「外部環境」を創りあげてきましたが、恩師・半田先生や、西村先生をはじめ、私がお世話になってきたすべての方々に対して胸を張れる結果を出せたと自負しています。すなわち、アメリカ、カナダ、スイスをはじめとして、ほとんどの医局員を一年間という短期ではありましたが、海外の主要大学へ留学させ、最先端の脳神経外科に触れさせることができたからです。

別段、特別な努力はしていません。自らの脳神経外科医的立場で、相手が求める情報を提供し、相手の仕事に可能な範囲で協力をし、さまざまな形でコミュニケーションを図って相手の信頼を勝ち取っていく、地道な日々の積み重ねによって友情を深めていました。このことは、国外のみならず国内においても同じです。およそ人間関係において、特別なノウハウなど存在しないと私は思っています。どこまでいっても一個の人間としての誠実さ、策に走ればほころびが出て失敗する。そのように思ってきました。

私たち熟年世代には、若年層が未だ体得していない価値があるはずです。その価値とは「経験」であったり「体験」であったり「見識」であったり、有形・無形の各人の「人生の記憶」だと思います。私たち一人ひとりの人生に、わずかなりとも意味や価値があると信じることができるならば、これからの私たちの人生にも意味や価値があるはずなのです。なぜなら、青少年期の自分も、壮年期の自分も、熟年期の自分も、すべて同じ自分であり、自分という「存在」は連続し続ける存在だからです。

「幸福脳」というライフスタイルを実践しようと思うみなさんには、どうか積極的に自分の価値を再評価し、それぞれの立場において、積極的に社会と関わり、実り豊かな、心豊かな触れあいに満ちた有意義な「セカンドライフ」を過ごして欲しいのです。

「幸福脳」の「社会貢献力」とは、社会に貢献する自分を育てて、自分自身の価値を再発見するという作業なのです。

# 7 生活設計力を育てる

そやけどそれは表向き ほんまは金を離さずに死ぬまでしっかりもってなはれ 人にケチやといわれてもお金があるから大事にし みんなベンチャラいうてくれる内緒やけどほんまだっせ――

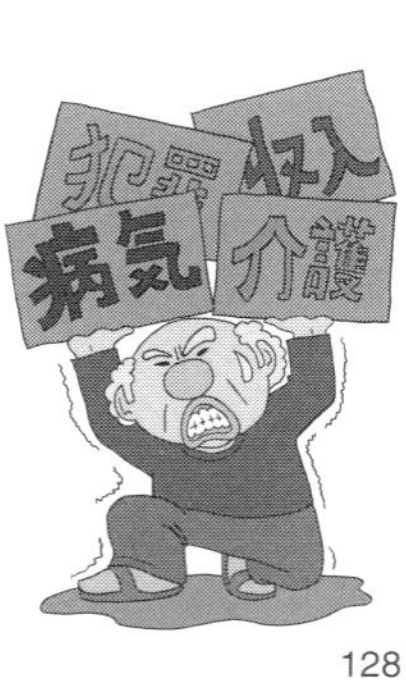


## 生活設計力とは？

「幸福脳」には「生活設計力」があります。生活設計力とは、自分の人生に「バランス（均衡）」をもたらす力のことです。バランスとは右でも左でもない「真ん中」という「中庸」の立場を守る在り方です。自分も他人も幸福であるように、極端にどちらかに傾くことなく、自らの生活の中に均衡を保って積極的に生きていこうと努力することです。そして、そのバランスという生活設計力によって「自分らしく生きる」という、人生における「意味」をつかみとる力のことです。

## 読者からの問いかけ「自分らしく生きるとは？」いかなることか

「幸福脳」を育てる9つの実践様式を説いた格言も七つ目となりました。残すところもあと二つです。よって今回は趣向を変え、とある読者の方からのお手紙をご紹介するところからお話をはじめたいと思います。

私は、インターネット上に自分の情報発信スペース（空間）を確保しています。そのスペースは「Ｗｅｂ（ホーム・ページ）」であったり、「ブログ（インターネット上に公開する日記）」であったり、「メルマガ（メールでパソコンやケータイ電話などに配信される情報誌）」であったりとさまざまですが、私はそれらの場所で自らの医学的な見解や「セカンドライフ」に関する情報を提供させていただいています。それらはすべて、ささやかなりとも、一個の脳神経外科医として培ってきた知見を、広く公益に資するための一助にしたいと思っているからです。

あるとき、そのインターネット上で知りあった読者の方からお手紙をいただいたことがありました。お手紙とは無論「メール」のことです。そのお手紙には「自分らしく生きるとはどのようなことか」とのテーマで、次のように記されておりました。プライバシーの関係から氏名・年齢等の個人情報は控えます。また適宜、一部の内容を私の方で要約ならびに補足をさせていただきました。

森様へ

いつもメルマガを読ませていただいております。また私の感想メールに対して丁寧な御返事を有難うございます。

最近私が思うのは、自分らしく生きて人生の最後を迎えるのは、果たして可能なのかということです。人は、元気でいる間は一人で生計を立て、人生の万般に対して独力で何でもこなしていくことは可能だと思いますし、私自身はそれを理想的なものだと受け止めています。

けれども、介護を受けるようになった場合など、自らの身体能力に大幅な制限がかかってしまった場合、それは本当に人間らしい生き方といえるのでしょうか？　その生き方は、誰の場合にも当てはまる『私らしい生き方』と呼べるのでしょうか？

私は、自分らしい生き方とは『他人に介入されないという生き方』だと思っています。たとえそれが、介護・介助という他者の善意によるサポートであったとしても、自分自身の主体的な行動に基づいていないならば、結局それは『自分らしい生き方』とはいえないのではないでしょうか？　そして『自分らしい生き方』でないならば、それは人間が真に『生きている』とはいえないのではないでしょうか？　ゆえに、私自身がそのような状況に陥った場合は、私は自死を選択しようと思っています。それが『自分らしい生き方』であり、自らの命をまっとうするということだと思うのです。

森先生は『自分らしく生きる』ということをどのようにお考えですか？

まず私は、この方の問いが、非常に哲学的な内容を含んでいると思いました。問いかけの内容は非常にシリアス（深刻）で、重苦しい気もちにならざるを得ないのですが、同時に、ご質問者の人生に対する真剣さを感じ好ましくも思いました。ともあれ、人間には各人各様の価値観や人生観、あるいは哲学観や宗教観があり、同時に、それらのスタンス（立場）は、それこそ人の数だけ異なっておりますので、一概にこれこれであると回答を出すことはむずかしいと思います。また、もし仮に私自身が答えられる立場にあったとしても、軽々に回答をすべきではないと思ってもいます。

けれども「自分らしく生きる」とは、結局「自分自身に生きる」ということだと思います。自分自身に生きるとは、私に即してお話させていただくならば「脳神経外科医・森惟明とはどのような人間なのか？」という問いになるのだと思います。よって、この質問に関して、私は私の立場で「自分らしく生きる」ということに対しての答えを出したいと思うのです。

私は「自分らしく生きる」とは、自立して生きるということだと考えています。この読者の問いかけに即してお答えするならば、まず自分らしく生きるとは、他人の介護をすることはあっても、自分は他人の介護を受けないよう努力をする。その努力とは、自らが節制や健康管理に努め、いつまでも明るく・楽しく・のびのびと我が心（脳）の強さを引き出し、積極的に他者や自らを取り巻く「外部環境」という名の地域社会に関わり、自分の人生に「意味」を見出していくということだと思います。それがゆえに、私自身は病気にかかることにも「意味」がありますし、他人の介護を受けることにも「意味」があると思っています。

病気にかからないよう節制と健康管理に努める。それでも万一、病に倒れたならば、一日も早く社会復帰できるようリハビリに努める。そして一日として同じことのない変化変化の連続にある私たち熟年世代の「セカンドライフ」において、どのように現状の環境を積極的に受容し、その受容の中にあって、自らの尊厳、誇りや意欲的な態度を失わないようにするかに留意する。私に取っての「自分らしく生きる」とは、人生の春秋、人生の喜怒哀楽に意味を見出すことなのです。有り体にいえば、苦しかろうが嬉しかろうがその状況を楽しみ、その楽しみの中から、自分と自分に関わってくれる他人の幸福をつかんでいくという人生態度なのです。

俗にいうところの「健やかな老後」とは、「自分らしく生きる」ということだと私は理解しています。

「自分らしく生きる」とは、実は「人間らしく生きる」ということだと思っています。人間らしく生きるための条件、それは心（脳）が健全であるということです。人間である以上「生老病死」という生命作用とは無縁ではいられません。

歳を経れば、身体能力は衰え、身体機能に大幅な制限がかかってくるのはあたり前のことです。しかし、病気になること、老化すること、それらは「自分らしく生きる」ことのハンディキャップにはなりません。人情の問題として、また、人が請い願う一つとしては「心身ともに健全である」ことが求められますが、それでも心身のうち「身」が健康であることのみをもって「人間らしい生き方」だとはいえないと私は思うのです。

なぜなら、いかに健康であっても、他人を傷つけたり、不幸にしたり、悲しませているような人物が、たとえどれほど健康で、身体能力がオリンピック選手並に恵まれていたとしても、私はその人物の心（脳）の中に、真に人間らしい価値を認めることができないからです。

繰り返しになりますが、私は人間にとって一番大切なことは「意味」だと思っています。その意味とは「自分の人生に対する意味」です。すなわち、自分が幸福であったのか、自分の人生は満足できるものだったのか、自分がどれほど他者や外部環境に積極的に関わり、何らかの意義ある貢献ができたのか、そのような心（脳）豊かな行動ができたのか、そのことを問いかけるという「意味」だと私は思っているのです。ゆえに私は、人生の円熟期であり、黄金期であり、不滅の完成期である「セカンドライフ」という自らの総仕上げのときを、「自分らしく生きる」よう「幸福脳」が説く九つの力を実践して欲しいと思っているのです。

明治の銀行王・安田善次郎は、自らがセメント王へと育てあげた浅野総一郎に狂歌を送りました。「五十六十はなたれ小僧　男盛りは八九十から」と。私たちはまだまだのび盛りな「少年」であり可憐な「少女」なのです。ゆえに私たちは少年少女の素直な心で、第二の人生を新しく楽しんでいけば良いと思うのです。

## 今回の格言の矛盾と、その裏側に隠された価値とは？

では、少年のような瑞々しい心で第二の人生を楽しんでいくために、必要なこととはどのようなものでしょうか？　その点につき、改めて今回の格言を振り返ってみたいと思います。今回の格言は「そやけどそれは表向き　ほんまは金を離さずに　死ぬまでしっかりもってなはれ人にケチやといわれても　お金があるから大事にし　みんなベンチャラいうてくれる　内緒やけどほんまだっせ――」となっていますが、これには少々解説が必要かと思います。

まず、格言の意味だけを先に解説すると「そうはいうけれども、それは建前である。本当はお金を手放してはいけない。他人からケチだと批判されても、お金があるから他人がわざわざお世辞までいって自分を大事にしてくれるのである。これは内緒ですが人生の真実ですよ」とでもなりましょうか。

そして次に「そやけどそれは表向き」とは何を意味しているかを説明しますと、これは前回の格言を意味しています。「社会貢献力」の項でお話させていただいた、「お金の欲を捨てなはれ」ではじまる格言のあとを受けてのお話なのです。

それではなぜ、前回とまったく逆の教訓をいっているのでしょうか？　一方はお金をばらまけといい、一方ではお金を手放すなという、なぜ真逆なことを訓示するのでしょうか？　その意味とはどのようなものなのでしょうか？

私は今回の格言を「自らの人生にバランス（均衡）を保て」という意味に理解しています。たとえば、人生における価値の一つ「お金」というモノサシでいうならば、人はお金にこだわり過ぎてはいけないし、お金にこだわり過ぎなくてもいけないということです。なぜなら、人はお金に執着し過ぎても不幸になりますし、お金にあまりに無頓着すぎても生計を立ててゆくことができません。要は、自分が幸福になるための「手段」に過ぎない「お金」に振りまわされてはいけないということなのです。

努力をし、工夫をし、お金を得て自分や身内の暮らしぶりをより充実させていこうという人生態度は大切なことですが、手段を目的化してはいけないのです。たとえば、いくら愛する家族を幸福にしたいからといって、家族団らんの時間すら仕事の犠牲にしていては、意味がないと思います。

このように「社会貢献力」と「生活設計力」は、お互いがまったく異なる性質をもちながら、そして一見たがいに競合しあうような関係でありながら、実は相互に補完しあい、私たち熟年世代の「セカンドライフ」に「バランス(均衡)」という価値を与えているのです。自然界にも「夜」と「昼」があり、「陰」と「陽」があり、「男性」と「女性」がいます。まったく別個の価値でありながら、その価値同士が組みあわさることによって、まったく別の価値を生み出すようなことは、実は世の中にたくさんあるのです。

今回の格言もそれと同じです。「お金」をはじめとした、人生を幸福にするさまざまな「ツール(道具)」に心(脳)を支配されてはならないのです。

では幸福になる条件とはどのようなものでしょうか? 私はあるとき「幸せとは『四合わせ』という四つの価値を組みあわせたものだ」と聞いたことがあります。その四つの価値とは、

一　日々を明るく元気でのびのびと暮らしていくための健康
二　日常生活に支障をきたさない程度の生活資金
三　孤独に陥らないための人間関係
四　自らの心（脳）に精神的なゆとりをもたらす趣味

というものだそうです。念のため、誤解のないように「二」のお金について補足をさせていただければ、お金があればあっただけ幸せになれるということではありません。一例としていえば、年収一〇〇〇万円で暮らしている人が貧しく、年収一億の人が豊なのかといえば、そのようなことは決してありません。

理由は、人間にとって、必要な生活費というのは各人ごとに異なってくるからです。ご飯も、一膳でお腹一杯になる人がいる一方、ご飯を一合食べても二合食べても全然満腹にならない人もいます。大切なことは「見極め」です。自分に必要なお金はどれくらいなのかという「見極め」であり、自分の人生が「バランス（均衡）」を保てるラインはどの辺なのかということの「見極め」であるのです。

肝心なことはこの「四合わせ（幸せ）」という価値は、他人と比較するものではないということです。「私はあの人より健康だ」とか、「私はあの人よりお金をもっている」とか、「私はあの人より友人が多い」とか、「私はあの人よりこれだけ多くの趣味をもっている」などなど、他人を評価基準というモノサシにしてはいけないということなのです。

他人はどこまでも他人です。人間は、鏡に写さないかぎり、自分の姿を見ることができませんから、どうしても自らの目に飛び込んでくる他人の姿を評価の基準にしてしまいがちです。そしてそのこと自体は、止むを得ない人情でもあります。けれども、先ほどのご飯の話でいえば、あの人がご飯一膳で満腹になるから、自分もご飯一膳で満腹になるだろうという考え方が良くないのです。あくまで自分の基準は自分で決める。そのために、自分自身の人生を「見極める」という姿勢が何より大切なのだと私は思うのです。

## 優先順位という見極め

では、その「見極め」のために、私たち熟年世代は何をしたら良いのでしょうか？　どのようにすれば、自らの「基準」がわかるのでしょうか？　それは自らの「セカンドライフ」の過ごし方に「優先順位を作る」ということだと私は思います。

私たち熟年世代は、人生の春秋を過ごしてきました。幼年期、思春期、青年期、壮年期を経て熟年期を迎えています。人生の各年代において、私たちは自らの人生に対して「決断」と「実行」

を繰り返してきました。結局、私たちの世代のみならず、すべての世代の人間にとって、人生を過ごすということは、物事に対する「優先順位」をどのように立てるのかという「人生設計」そのものなのだと私は思っています。つまり一個の人間における「人生」とは、その人間が創りあげてきた「人生設計」という名の物事に対する「優先順位」だと私は思うのです。

私たちは、日常生活のあらゆることに対して無意識のうちに「優先順位」をつけて行動しています。たとえば、朝、目覚めてから仕事に出かけるまでの順位もそうです。新聞記事の読み方や出された朝食を何から口に運ぶのか、私たちの日常にはそれがどのような些細なことであっても「優先順位」が存在しているのです。そしてこの「優先順位」の積みあげが自らの人生を決定していくといっても過言ではありません。つまり、日々の些細な「優先順位」をどのように立てていくのか、その「優先順位」をより良いものへと変革していくことが、実は優れた「人生設計」を立てるということに他ならないのです。

もちろん、物事の「優先順位」の立て方は、自分で判断せねばなりませんし、自分の責任において選択していかねばなりませんから、常に試行錯誤の連続です。自らの下した選択が、いつも正しいとはかぎらないどころか、失敗に終わることの方が多いとすらいえます。けれども人間は失敗からも学ぶことができます。成功からは得られるものはあっても、学ぶことはない。失敗は得られるものはなくても、学ぶことは多い。そして学ぶことこそ、次回の成功の因となる。私はこのように思っているのです。要は「価値観」を定めることだと思います。

人がどのような「優先順位」を立てるのか、それは当然各人の自由です。けれども「優先順位」は、各人がどのような「価値観」をもつかによって決まってくるのです。すなわち、何を大切にし、その大切な何かのために、何を優先していくのかという「順位」によって決まってくるのです。ゆえに、私たち熟年世代が、実り多き「セカンドライフ」を過ごしていくためには、まず自らの「価値観」「幸福の基準」を定めていく必要があるのです。

人生において、やりたいこと、実現したいこと、叶えたい夢がたくさんあることは、たいへん素晴らしいことです。それ自体が人間にとっての幸福であるともいえます。しかし、目標がたくさんあるということは、同時に選択肢がたくさんあるということです。それは、どの目標から着手していくのかという「迷い」につながる可能性もあるのです。そして一般に、多くの目標があるときは、まず何から手をつけるのかという「優先順位」が勝負の明暗をわけるようになってきます。つまり「優先順位」の的確さが問われてくるのです。

それでは、実際に物事の「優先順位」を具体的にどのように決めていったら良いのでしょうか？　各人の人生が各様に異なるのですから、当然、各人が置かれた立場や役割や環境によって異なるのは自然なことです。けれども「優先順位」の立て方には勘所というか急所となる部分があります。それは「今、自分は何をなすべきか？」という「緊急性」と「重要性」です。

自分の行動様式に「緊急性」と「重要性」という「優先順位」の「タテ軸」と「ヨコ軸」を設けて、その両軸がクロス（交差）するものから順に物事を決裁していくのです。

高知医科大時代、私は次のような四つの「緊急性」を立てていました。

一　緊急かつ重要なこと
↓大学関係者の事件・事故等のお見舞い、政府機関・各大学関係者へのお礼状送付、学会発表など締切がある論文執筆、医局運営に関する苦情処理

二　緊急ではないが重要なこと
↓医局員を海外名門校へ留学させるための日々の国際学会出席、研究論文執筆、人間関係づくり

三　緊急ではあるが重要ではないこと
↓アポイントメント（面会予約）なしの来客応対、事務連絡のみのミーティング（会議）など

四　緊急でも重要でもないこと
↓世間話、うわさ話、自らが関与する必要性のないすべてのこと。

世間一般で、大学教授職がどのような印象をもたれているのか私にはわかりませんが、それでも大学医学部臨床教授の職務は激務です。診療・研究・教育・医局運営の四本柱をこなしたうえに、政府審議会や脳神経外科学分野の学会に出席する必要があり、マスメディアなどの取材や論文執筆、本当に毎日毎日、一瞬一瞬が「決断」と「実行」という「Decision Making（意思決定）」の連続です。ゆえに「優先順位」を立てねばなりません。それも、誰から見ても共感を得られる「優先順位」であり、結果の出せる「優先順位」を立てねばなりません。そこで私は上記のような「優先順位」を立てて、厳守していました。

もちろん、物事はこのような単純な「判断基準」のみで分類できるものばかりではありませんし、その通りに実行して満足のいく結果がいつも出せるというものでもありません。人間の命を預かる医療の最前線である大学医学部という場は、そのような単純な場所でもありません。けれども、大学医学部教授の役割として大切なこと、また、私自身の人生流儀として大切なこと、何より「幸福脳」の在り方として一番大切なことは何か？　それは「はじめに意志ありき」ということなのです。これをやりとげたいという、強烈な「意志」をもつ人間のみが「医師」足り得ると私は信じるのです。

「意志」とは価値観です。価値観とは、何を大切にし優先するのかというものの見方のことです。人間はものの見方に値打ちがあらわれるのではないかと私は思っています。同時に、自分なりにしっかりした価値観をもち、仕事のみならず、日常生活の万般、自らを取り巻く些細な物事にも常に意識を向けて「優先順位」を決めていくと、何事にも問題意識をもてるようになり、それによって自らの神経が研ぎ澄まされ、自分にとって大切な何かが見えてくるようになると私は思えるのです。

私たち熟年世代には、輝かしい「セカンドライフ」が待ち受けています。けれども、楽しいことほどアッという間に過ぎ去っていきます。

かぎられた時間の一瞬一瞬を大切にするためにも、どうか読者のみなさんには「優先順位」を立てる訓練をし、我が身・我が「幸福脳」に「生活設計力」を引き出す努力を重ねて頂きたいのです。

これまで繰り返し私が申しあげてきたように、人間の心（脳）は一生涯成長し続けるからです。そしてその成長の中にこそ、私たち熟年世代の「バランス（均衡）」があきらかに存在していると思うからです。

# 8 確認力を育てる

## わが子に孫に世間様 どなたからでも慕われるええ年寄りになりなはれ――

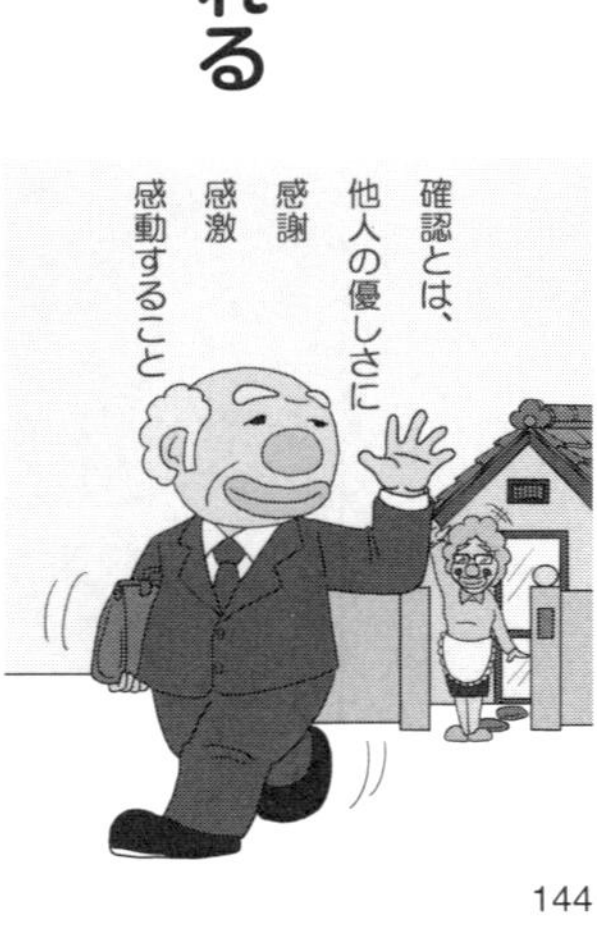
確認とは、
他人の優しさに
感謝
感激
感動すること

**確認力とは?**

「幸福脳」には「確認力」があります。確認力とは、自らの方向性を確認し、自らの現在の有り様が正しい方向へ向かっているかを、他者との関係性の中で確認する力です。その確認を他者とのコミュニケーションの中でおこなうことの意味を今回はお話しします。

**寺社参詣という「確認行為」**

突然ですが、私は機会があれば寺社仏閣に参詣します。高知医科大時代の私は、学会出席など国内各地で開かれる学術集会に出かける際は、よくその地域の寺社仏閣に参詣していたのです。これは何も、私が特定の宗派・特定の信仰心を抱いているからではありません。脳神経外科医は「脳」に関する科学者であり、科学とは真理を探求する学問ですが、それでも人間の病を「癒す」という一個の医師としては、人間の「生老病死」に対して、どうしても謙虚な気もちにならざるを得ないからです。

一六世紀フランスの宮廷医師で、我が国の外科学に絶大な影響を与えたアンブロワーズ・パレは語り残しました。

「ときには治すことができる。緩和させることはしばしばできる。だが、患者を慰めることはいつでもできる。それなのに、医学はいつでもできることをしばしば放棄していて、ときどきにしかできない、治すことに集中している」と。

私は脳神経外科医として、多くの患者さんの「生死」に関わってきました。脳神経外科は、脳に関連した神経の病気に対してどのように扱うかによって次の二通りに大別されます。

一つは、主に薬物療法・薬物投与によって手術によらない「神経内科」と、主に手術療法によって病気を治す「神経外科」つまり、私の脳神経外科分野のことを指しています。一般に「精神科」「神経科」「精神神経科」は、いわゆる人の「心の病」を専門に扱う診療科なので、神経外科・神経内科学とは別個のものとなっています。ともあれ、その脳神経外科分野において、私の喜びとは、たとえば、これは若干自賛するようで気恥ずかしい気もちになりはしますが、脳神経外科は手術によって病変部を自らの手で直接摘出するという充実感があることから、何か「悪者」から患者さんを守る「正義の味方」になったような達成感を得ることができます。

その一方で、自分は人間の「脳」に関するエキスパート（達人）であり、プロフェッショナル（専門家）であると自惚れていても、神仏にあらざる我が身の未熟さによって、患者さんの病を治すことができない場合があります。それは、病の発見が遅かったがゆえであったり、最先端とされる治療によってすら治すことのできない難病であったり、あるいはいわゆる「天寿」と呼ばれる自然な寿命の終わりであったりと本当にさまざまです。

一概に人間の「命の終わり」を、これこれこうであると述べることはできませんが、それでもやはり私は、絶望的な気もちの落ち込みに追いやられるときがあります。

もし我が身の寿命と引き換えに、目の前の患者さんの手術を成功させることができるなら、喜んで自らの寿命を差し出しても良いと思ったときが何度もあります。それは一度や二度のお話ではなく、それこそ数十回に渡る心の葛藤です。

およそ脳神経外科には中途半端がありません。すなわち、良くなったのか、悪くなったのかという「結果」しかありません。同時に、脳神経外科は厳しく「結果」を要求される分野です。人間の脳にメスを入れるという、ある種「神」の領域に携わる者として、チャンスは一度きりしか与えられないことが多いのです。

スポーツ選手が一回一回の試合に死力を尽くすように、脳神経外科医も一回一回の手術に、自らのもてるすべてを注ぎ込みます。ゆえにその精神的重圧は言語に絶するほどです。自分のすべてを注入した総力戦で敗れ去る悔しさは、体験した人間でなければおわかりいただけないものだと思います。

しかし、どれほどの挫折や苦悩があったとしても、私は一個の脳神経外科医として患者さんの病と向きあわねばなりません。患者さんの病を治すという歩みを止めることができません。たとえ、私にできることがささやかなことであったとしても、私は私の立場でベストを尽くすことはできます。そしてそのベストによって誰か救われるべき患者さんが救われたならば、私の医師としての人生には「意味」があったことになります。

何より、私の両親や恩師など、私を脳神経外科医にするために、今まで多くの真心を示してくれた人々に恩返しをすることができるのです。ゆえに私は、何度挫折をしても再び脳神経外科という我が人生の舞台に立ち続けて参りました。

寺社仏閣に参詣する行為、それは私の医師としての「確認行為」なのです。私が医師として正しい道を歩んでいるのか、患者さんに対する態度は正しいのか、何よりアンブロワーズ・パレのいう、患者さんに対する「慰め」という共感の心をもって接することができているのか、その「確認行為」なのです。

脳神経外科という、人間の「脳」を扱う最先端分野の科学者として、常に真理を究明する態度は必要です。非科学的な、あるいは超自然的な何かを盲信することは避けなければなりません。目の前にいる患者さんを単なる「病変」として扱うのではなく、自らと同じ、血の通った一個の悩める人間として接するためには、宗教的土壌に根ざした医師としての謙虚な心をもたざるを得ないのです。ゆえに私は、何か学会発表やシンポジウム出席の際には、その土地その地域の寺社仏閣に参詣し、自らの医師としての在り方を「確認」してきたのです。

ここで読者のみなさんにお伝えしたいことは、この「確認」です。もちろん確認といっても、読者のみなさんに寺社仏閣に参詣してくださいとお伝えするつもりは毛頭ありません。では、どこで「確認」するのか？　それは「他者」や「外部環境」の中で「確認」をして欲しいということです。すなわち、今回の格言は「わが子に孫に世間様　どなたからでも慕われる　ええ年寄りになりなはれ―」となっていますが、自らの在り方を、たとえば「我が子」や「孫」であったり、あるいは「世間様」であったりと、自分以外の外部環境の中に、自らの今の在り様を「確認」して欲しいと思っているのです。

「ええ年寄り」とは、一概にどのような「年寄り」をいうのか、非常にむずかしいテーマだと思います。一言でこのような人が「ええ年寄り」だと断定的にいうことはできないとも思っています。ただ、その一般的な傾向性や方向性についてはお話することができます。私はあるとき、とある地方のお寺で次のような人生訓を目にしたことがあります。いづれも人間の本性と、その本性を自覚できない人間の心（脳）の弱さを端的に語った至言です。

一　高いつもりで低いのが「教養」　低いつもりで高いのが「気位」
二　深いつもりで浅いのが「知識」　浅いつもりで深いのが「欲望」
三　厚いつもりで薄いのが「人情」　薄いつもりで厚いのが「面の皮」
四　強いつもりで弱いのが「根性」　弱いつもりで強いのが「自我」
五　多いつもりで少ないのが「分別」　少ないつもりで多いのが「無駄」

物事の有無。すなわち「ある」ことと「ない」こと、「存在」と「非存在」について、示唆的に教訓を与えた内容となっていますが、私はここに人間の心（脳）がもつ「ギャップ（落差）」があると思っているのです。つまり、自分が善良な人間だと思っていても、まわりからそのように受け止められていなかったり、自分が何か役に立てていると自負していても、他人からはそのように思ってもらえていなかったりと、人間が生きるこの社会の中には、実にさまざまな「ギャップ（落差）」が存在していると私は思うのです。だからこそ、私は「確認」という「行為」が人間関係の中に必要だと思うのです。

確認とは、自分の在り様を確認するということです。何も、他人に媚びよと申しあげているのではありません。今回の格言は「他人に慕われよ」ということですが、慕われるとは媚びることによって慕われるのではありません。人間誰しも、他人を大切にしたいという善良な心をもっているはずです。ごくごく一部の歪んだ心根をもつ人々を除いて、人はみな、自分を大切にし、同時に他人をも大切にしたいという気もちをもって日々を過ごしているはずです。だからこそ、その目的を達成するために「確認」が必要だと私は思うのです。他者と「コミュニケーション」を図ることによって、自らの目的、目標、方向性が正しいものなのか、そのことを「確認」するのです。

人間は変わりいくものです。人生は変化変化の連続です。ただ、大切なことはそれが良い方向へ変わっているのか、悪い方向へ変わっているのか、その状況を常に的確に把握することだと私は思うのです。

## 「ロ・ウ・カ・ボ・ウ・シ」の確認

では具体的に、私たち熟年世代は実り豊かな「セカンドライフ」を過ごすために、何をどのように「確認」したら良いのでしょうか？　私はまず「ロ・ウ・カ・ボ・ウ・シ（老化防止）」

の確認を読者のみなさんに提案したいと思います。

「ロ」（朗々）朗らかに明るく
「ウ」（運動）積極的に身体を動かし
「カ」（華麗）ときには華やかなファッションで
「ボ」（防御）脂肪・塩分・糖分の「老化三兄弟」と縁を切り
「ウ」（潤い）夢や希望をもって心を潤わせ
「シ」（しっかり）毎日しっかり実践する

まずはじめに「ロ」の朗々とは、明るく朗らかにという意味です。私たち熟年世代が心豊かな「セカンドライフ」を過ごすためには、まず心（脳）が朗らかに明るいということが大前提になります。

なぜならば、明るく前向きで楽観的志向をもつ人は、心（脳）に常に刺激を与えているため免疫機能が高く、さまざまな疾患に強固な抵抗力をもつことが各種の研究であきらかになっています。同時に、心（脳）が明るければ、それだけで自然自然に多くの人が自らのまわりに集まってきます。人は誰しも、楽しく居心地の良い環境で過ごしたいと思っているのです。

日本一の出世男、戦国乱世に貧農から身を起こし、やがて天下人にまで登り詰めた豊臣秀吉は、この明るく朗らかな性格で人を引きつけました。

彼は若い頃「藤吉郎」と呼ばれていたのですが、その当時の彼の気性を端的にいいあらわした川柳があるそうです。

それは「春風や　藤吉郎の　いるところ」。春風のように心地良く、明るい。そして朗らか。明るく朗らかだから人が集まってくるのか、人が集まってくるから明るく朗らかでいられるのか、それはわかりませんが、ただ、大切なことがあります。

それは私たち熟年世代が実り豊かな「セカンドライフ」を過ごすためには、それまでには訪れることのなかった「関係性の喪失」をどのように乗り越えていくのかということが一つのキーワードになるのです。つまり、私たちは身体の衰えによって外出の機会が減少してきます。また定年退職によって、他者とコミュニケーションを図る機会がドンドン減少してきます。私たち熟年世代は、他者や外部環境とまったく関わらない生活を過ごそうと思えば、簡単に孤立化してしまいます。

私たちの世代は、いわゆる「現役時代」よりも一層意識的に、そして意欲的に他者と関わろうとする努力をしなければならないのです。そしてその努力とは、明るく朗らかでいることなのです。

なぜならば、熟年世代の「関係性」には「義務」が存在しません。月給をもらっているから上司や同僚と関わっているということがありませんし、子供を学校に通わせているから地域社会との関わりやPTA活動に従事するといったような、必然性に迫られた「関係性」が存在しないからです。

熟年世代が「現役時代」と同程度、あるいはそれ以上の豊かな人間関係を築こうと思うなら、まず自分自身が心豊かな人間になる必要があります。自らが関わる人々に対し明るく朗らかに接し、相手を喜ばせる。そのような主体的な努力が必要になるのです。

人間関係は自分を赤裸々に映し出す「鏡」のようなものです。ゆえに、自らが「アクション（行動）」を起こしていく積極的な姿勢が大切になるのです。

そしてこのあとに続く「ウ」「カ」「ボ」「ウ」「シ」も同じことを目的にしています。積極的に身体を動かすことも、ときには華やかな装いに身を包むことも、脂肪・塩分・糖分などの「老化三兄弟」と縁を切るのも、夢や希望をもって毎日を油断なく過ごすのも、その一切合切の目的は実り豊かな「セカンドライフ」のために、「関係性の喪失」を予防するということにあります。

身体を動かして他人に会いに出かけ、他人と出かけるためにファッションに心を配り、いつでもどこへでも他人と外出できるよう脂肪・塩分・糖分の過剰と関わらない健康的な生活を送り、他人と夢や希望をわかちあう前向きに人生を送り続けるのも、すべては「関係性の喪失」

を予防し、自らの「セカンドライフ」をより良いものに変えていくために実践するのです。

## 「かきくけこ」の確認

そして前述した「ロ・ウ・カ・ボ・ウ・シ」を実践していくため、私は「かきくけこ」の心（脳）のもち方も併せて提案したいと思います。

「か」感動
「き」緊張
「く」くつろぎ
「け」決断
「こ」好奇心

まず「か」の感動とは、心（脳）に感動があるかということです。すなわち、心（脳）に刺激を与える生活をしているのかということです。いつまでも若々しく健康であるために、心（脳）にプラスの刺激を与える感動があるかということです。

次に「き」の緊張とは、日々の生活に緊張感という心の張りをもち、一生懸命に自分自身の「セカンドライフ」を満喫しているのか、そのような心もちでいようとする努力をしているのかということです。

「く」のくつろぎとは、四六時中「緊張感」に包まれるのではなく、ときにはリラックスしてくつろぐ心の余裕をもてているのかということです。

さらに「け」の決断とは、自らの毎日を漫然と過ごすのではなく、何事も積極的に、かつ主体的に意欲的に意思決定をし、何事かにチャレンジする決断の勇気をもてているのかということです。

最後の「こ」の好奇心とは、少年少女のような、瑞々しいフレッシュな気分で、新しい自らの人生を過ごしているのかということです。

今回、私が読者のみなさんに提案させていただいた「ロ・ウ・カ・ボ・ウ・シ」や「かきくけこ」の確認と実践も、そのすべては「他者との関係性」を継続していくための試みです。「セカンドライフ」時代に当然訪れる人間関係の減少を、どのように緩和し、再び構築していくのかという試みの一つです。今回の格言である「どなたからでも慕われる」人間になろうとするための、一つの工夫と呼ぶことができるかと思います。

通常、私たち熟年世代は、一般に「老人」と呼ばれます。老人とは世間的には「歳を取った人」または「年寄り」のことをいいます。けれども人間の「加齢」における「暦年齢」と「生物学的年齢」は必ずしも一致しないのです。つまり一日二四時間、一年三六五日という万人に同じ形で同じ時間だけ訪れるカレンダー的「暦年齢」と、人間一人ひとりの個体差によって変化する「生物学的年齢」は別個のものなのです。

わかりやすくいえば、健康に過ごしている一〇〇歳と、不健康に過ごしている一〇〇歳の「年齢」は一致しませんし、ときには健康に過ごしている一〇〇歳の方が、不摂生な五〇歳よりも若々しい場合が往々にしてあるのです。そしてこの差は高齢になればなるほど広がっていくのです。

私の敬愛するアメリカの詩人、サムエル・ウルマンは「青春とは年齢ではなく心の様相をいう」と謳いましたが、医学的に見れば正にこの考え方は正しいのです。若さとは年齢だけでは決まらないのです。健康的な生活、心豊かなライフスタイルなど、個人の努力でいくらでも実年齢以上に若々しくいることは可能なのです。

若々しくあるために、私たち熟年世代は、他者という「鏡」の中に自らの姿を写すという「確認」行為が必要になるのです。

# 9 自己啓発力を育てる

**ボケたらあかん そのために 頭の洗濯
生き甲斐に 何か一つの趣味をもって
せいぜい長生きしなはれや——**

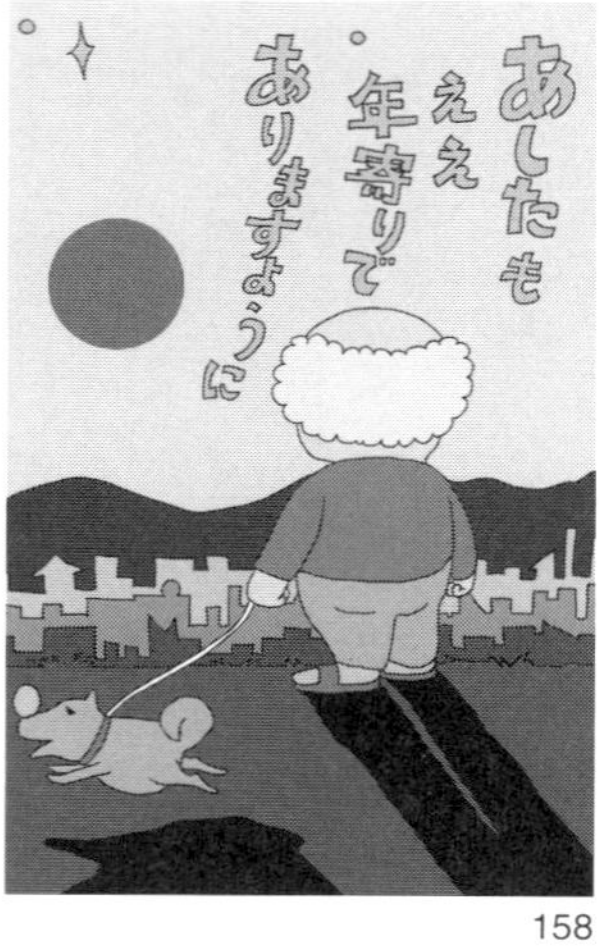


### 自己啓発力とは？

「幸福脳」には「自己啓発力」があります。自己啓発力とは、自らの可能性を発見し長所や美質を啓《ひら》く力のことです。

## 記憶を失うとは我が人生そのものを失うこと

私たち熟年世代の「セカンドライフ」の過ごし方についてお話するこのテーマも、いよいよ最後となりました。最後の格言は私たち熟年世代の尊厳ある人生のために、趣味をもつことの大切さをみなさんにお話させていただこうと思います。

植物には植物の世界があり、動物には動物の世界があるように、人間には人間の世界があります。その世界とは「社会」と呼ぶものです。植物や動物が自らの「生命」を謳歌し、まっとうするため、それぞれの「道」が存在するように、私たちにも人間として誇り高く満足した人生を送るための「道」があります。

この「道」をどのように捉えるか、この「道」とは何かということを考えることは、非常に哲学的で一言でいいあらわすことはできないと思います。たとえば、人間社会の中にもパン屋さんにはパン屋さんにとっての「道」の捉え方がありますし、魚屋さんには魚屋さんなりの捉え方があります。

各人各様、それぞれの社会的立場や役割によって、この「道」の捉え方にはそれこそ千差万別の表現があるはずですが、それでも私、森惟明の脳神経外科学的立場に立ってこの「道」は何かといいあらわすなら、それは「記憶の蓄積」だと思っています。

人生の春秋を過ごし、他者と積極的に関わり、何らかの「価値」や「意味」を我が人生に築きあげる。その「蓄積」が「人生」であり、人間としての「道」なのだと私は思っています。よって、その「道」という記憶の蓄積が失われていく状態、つまり情報の喪失、いわゆる「ボケ（認知症）」は非常に深刻な生命現象だと受け止めています。

今回の格言「ボケたらあかんそのために　頭の洗濯生き甲斐に　何か一つの趣味をもってせいぜい長生きしなはれや」は、熟年世代が実り豊かな「セカンドライフ」を過ごすための根本目的を端的にいいあらわしていると思います。

今回の格言は、まさに最終回にふさわしい内容だと私は思っています。「ボケたらあかん」とはまさに至言なのです。

どれほど社会的な地位や名声に恵まれ、経済的に何不自由がなかったとしても、人間、ボケてしまっては何もなりません。認知症という病と向きあい、戦い続ける人たちが、自らの「価値」や「意味」を取り戻そうと必死に努力なさっているように、私たちも、人生の最期の最後まで、我が人生の千秋楽まで、たとえば大切な人との記憶や思い出を忘れてしまってはいけないのです。

いわゆる「ボケ」という、人間の「認知」の機能低下に関する状態を端的に表現した言葉に、「(ボケとは)まず他人の名前を忘れ、次に顔を忘れ、そしてチャックをあげるのを忘れるようになり、しまいにはチャックを下げるのも忘れるようになってしまう」というものがあります。この言葉は実は、認知症の進行度も的確に表現しているのです。昔から、ボケることのないように頭を使えと勧められてきました。またそのために、何か自らが打ち込める趣味をもてともいわれてきました。

ご存知のように、「認知症」には大別して二つのタイプ（型）があります。

一つは日本人に多いといわれていた「脳血管性認知症」で、脳梗塞にならないよう血管の老化を防ぐなどの日々の節制で防ぐことが可能です。

もう一つは「アルツハイマー型認知症」で、このタイプに対してはまだ有効な予防法・治療法が確立しておりません。けれども、近年の医学の世界における遺伝子治療や再生医療など、今まで不治の病だとされてきた分野に関する治療法の日進月歩は目を見張るものがあります。よって、そう遠くない将来、私たち人類は「アルツハイマー型認知症」に対してすら勝利を迎える日がくるだろうと私は確信しています。

私たちの実り豊かな「セカンドライフ」において肝心要なことは、予防できる病気はちゃんと予防しようということなのです。先の「脳血管認知症」でいうならば、血管を若々しく保つために、日々、可能なかぎり節制の努力をしよう、そういうことなのです。

では、私たち熟年世代における認知症予防のためには何ができるでしょうか？　一般に七ヶ条があるといわれていますが、その七ヶ条とは次のようなものだとされています。

一　血管の老化を防ぐ（血圧のコントロール）

二　規則正しい食生活（減塩・脂肪摂取の抑制・禁酒ならびに節酒）
三　適度な運動
四　活き活きとしたリズムある生活
五　充分な休養（とくに転倒をしない）
六　頭を使う
七　趣味と好奇心をもったライフスタイル

七に関しては、まさに今回の格言そのものです。医学的にも今回の格言の正しさが証明されています。

## 厚生省研究班班長・人と人をつなぐ私の趣味

では私たち熟年世代は、具体的にどのような趣味をもてば良いのでしょうか？　私はやはり、古くからいい習わされてきた「趣味と実益を兼ねる」ということだと思います。

何も実益というお金を儲けなさい、などと申しあげるつもりはありません。「実益」という言葉があらわすように、「現実の利益」「実際の利益」「真実の利益」ということです。では、真実のとは何かといえば、自分の人生の目的という現実の利益を獲得することができる趣味、ということになります。

私たち熟年世代がたしなもうとする「趣味」の大前提が心（脳）をリフレッシュする「頭の洗濯」や自らの「生き甲斐」になるようなものでなければならないことは当然ですが、ただ、それは必要最低限の前提条件でしかありません。

熟年世代の実り豊かな「セカンドライフ」の趣味として、目的を果たしうる十分条件となるには、やはり、そこに「価値」と「意味」がなければならないと思うのです。別な表現をすれば「幸福脳」の在り方にふさわしい趣味ということになります。

では「幸福脳」的な趣味とはどのようなものでしょうか？　それは端的にいえば、その趣味をもつことで、他人と触れあうことができるのか、その趣味によって、どれだけ我が人生にコミュニケーションという、他者や外部環境との関わりが増えるのかということだと思います。そのような「実益」があるか否かが、熟年世代における本当の「趣味」たり得るのだと思っています。

「趣味」の内容は問いません。その「趣味」に関して楽しみや喜びや発見を他人とわかちあい、共有しあっているか否かがポイントなのです。たとえば、料理でも旅行でもスポーツでも囲碁でもボランティアでも何でも良いのです。問題は、一人で楽しみ自己完結してしまわないことが大切なのです。

私自身の「趣味」、それは人と人をつなぐという趣味です。人と人の出会いを橋渡しし、自分自身もその輪の中に入り、学ぶことや遊ぶことの喜び楽しみ発見などの新鮮な価値をみなで共有しあうという趣味です。そしてその趣味をより具体的に、かつ、端的に表現するならば「組織」を作り、運営するということになるのではないかと思います。私は高知医科大時代、「医師」や「研究者」としての立場と、「教育者」としての立場でそれぞれ人と人との出会いを橋渡しし、その場所に新たな「価値」や「意味」を生み出していました。

まず「医師」や「研究者」としての立場としては、厚生省（現・厚生労働省）の「特定疾患・難治症水頭症」の「調査研究班・班長」を務めていたことが一つの実益を兼ねた「趣味」でした。俗に「難病」とは、そのまま読んで字のごとく、現代医学をもってしても治療が極めて困難な病気のことを意味しています。そしてその難病対策に関して、我が国は他の国々に見られない非常に独特で先進的な医療行政システムを構築しています。

厚生省は特定疾患に関する調査研究事業として、一九七二（昭和四七）年策定の「難病対策要綱」に基づき、各難病の原因特定と治療法確立に関する専任研究班を発足させているのです。そしてこの数十以上にも渡る各研究班は、それぞれが専任に担当する「難病」の一つ一つに関して、国中の英知を結集し、調査研究に当たっているのです。

この厚労省の「特定疾患調査研究事業」は、他の先進国には見られない極めて独特な研究事業として顕著な実績をあげています。

たとえば、この研究事業によって、各特定疾患、つまりそれぞれの難病に関する患者数や患者の性別や発生しやすい年齢（好発年齢）、地域的な隔たりがあるのかなどの解明が進んできましたし、同時に診断基準の確立や病態の解明、治療法の開発など、多くの成果をあげています。また、各研究班の活動によって、各難病の「根治療法」の確立にはいたらないまでも、多くの患者さんの延命を実現し、患者さんに負担のない在宅治療の可能性など、患者さん本位の医療の確立に邁進しています。私はその研究班の班長だったのです。

私の出身母体である京大医学部の脳神経外科学部門は、戦後、荒木千里先生の御活躍によって築かれました。荒木先生は脳神経外科学会の創立にご尽力なさるとともに、多数の弟子を育成されましたが、その荒木一門の特徴の一つは、弟子たちが脳神経外科疾患に関しては、非常に優れた専門性をもっていたということです。

私自身も大学院入試で荒木先生より「水頭症」に関する口頭試問を受けて以来、この病には関わってきましたし、自らの専門分野としても磨きをかけてきました。よって、この「水頭症」に関して、定年退官までの間「特定疾患 難治症水頭症 調査研究班班長」を務めたことは大きな喜びでもありました。

私の任期は例外的に三期七年間にも及んだのですが、この間全国各地の「水頭症」に関する研究者や専門家を結集し、彼らと交流ができたことはたとえようのないくらい得難い経験であり、私自身の自己研鑽の大きな励みになっておりましたし、その会合における研究者同士の出会いの橋渡しなど、数多くのドラマに立ち会うことができたので、これも一つの大きな無形財産になっています。

## シナプスとしての森惟明

次にもう一つ、「教育者」としての私の「趣味と実益を兼ねた」人と人との橋渡しは、新設医大脳神経外科教授同士の交流の場を作ったということでした。

私が高知医科大に脳神経外科の教授として赴任した当時、高知県はまだまだ他府県に比べて人口の割合に対する脳神経外科医の絶対数が不足しており、同時に高知県民のみならず、一般開業医の諸先生方の脳神経外科に関する関心も高くなかったため、脳神経疾患に対するアプローチが充分ではないような印象を私はもっていました。そのため私はありとあらゆる機会を捉えて、脳神経外科学に関するPRをおこなうことにしたのです。

そのPR、宣伝とは、あるときは教科書執筆を通じてであったり、マスメディアへの登場であったり、新聞の取材応対や連載記事の投稿であったりと非常に多岐に渡っておりましたが、とりわけ、私が一番心血を注いだのは、一般開業医の諸先生方が集いあう「交流の場」の提供でした。

まず、高知医科大赴任時の一九七九（昭和五四）年から、隔月に渡って「神経疾患研究会」を開催し、一般開業医の諸先生方への情報提供の機会になるよう心がけておりました。この研究会の出席者は毎回四〇人程度と大規模なシンポジウムというわけではありませんでしたが、少数精鋭ゆえの密度の濃さから非常にクオリティ（品質）の高いお互いの交流ができましたし、その交流の副産物として諸先生方のサポートを通じ、学術的に非常に研究意義のある患者さんの紹介などもしていただきました。

さらには、それらの勉強会や研究会を恒常的におこなう「社交の場」として、私は県内の脳神経外科医の諸先生方にお呼びかけし「脳神経外科懇話会」も組織しました。この懇話会では、学際的な交流をおこなうためにもシンポジウムを開催し国内外からゲストを呼んで講演会も開くといった活動もしていました。

大学医学部教授であった私にとって、研究・診療・教育・医局運営などの業務は当然なさねばならない我が務めでありましたが、私はその役割に関して、いつも楽しみと研究を見出していました。

いい替えれば、私の大学教授としての人生に「意味」と「価値」を見出していたのです。そしてその「意味」と「価値」とは、私が人を育てる喜びであったり、人と人が出会うことの手助けであったり、人と人が出会うことで築かれる輪の中に自分も飛び込むということであったりと、すべて「交流」という「実益を兼ねた」私の「趣味」だったのです。

脳神経科学的観点に立つならば、膨大な数の「ニューロン」同士が「シナプス」によって結合し、壮麗な「ニューロネット」という神経回路網を作りあげる様は、まるで人間と人間の出会いに似ている気がするのです。結局、この世の森羅万象はすべて「ネットワーク（網）」なのです。人・物・情報という通信網があるがゆえに、人類は文明を築くことができました。道路交通網により物流の円滑化が図られ産業が勃興しましたし、「インターネット」という情報通信網により、私たちは自宅にいながらにして世界中の情報に接することができます。

人間も同じなのです。一人ひとりの人間にできることは小さなことであっても、その一人ひとりが協力しあって築きあげる「何か」は、それこそ宇宙大の可能性を秘めているのです。ある意味、私は「シナプス」的な役割を自覚して南国土佐の地で脳神経外科学「振興」のために、医師同士の「親交」のサポートをさせていただいたのでした。人間と人間が出会う一日一日の風景には必ずドラマがあると私は信じています。ゆえに、脳神経外科学振興という自らの勤めの中に、ある種「趣味」的な人と人の出会いをサポートする楽しみをもてたことは、私にとって望外の幸せでもありました。

## 質の高い趣味をもつことが魅力的な加齢の条件

私たちはときどき、人間味に富んだ魅力的な熟年世代に出会うことがあります。そのような、人を惹きつける人徳を備えた熟年世代に接しながら、自分もこのような加齢を重ねたいと思うことがあろうかと思います。

人間の悲しい性として、どうしても他人と自分を比較して幸・不幸を判断したり、自分と他人を比較して心ならずも人間の高低を推し量ってしまう場合があろうかと思います。私は、人情の問題として自分を他人と比較してしまうことが悪いことだとは思っていません。「人間」とは人の間と書くように、人と人との間《ま》というコミュニケーションの中に存在する動物ですから、一概に価値比較という行為そのものを「悪」だと断定することはできないと思っているのです。問題は比較の「対象」と比較の「方法」だと私は思っているのです。

一般に「加齢」は否定的な印象をもって受け止められがちです。「加齢」は身体機能の老化や制限をともなうことから、どうしても後ろ向きなイメージを与えてしまうのです。ゆえに、このような印象を抱きがちな「老い」という生命現象に向きあうに際して、私たち熟年世代が実り多き豊かな「セカンドライフ」を過ごすにあたっては、よほどの心構えと努力が必要です。

具体的にいえば、自分の身体が加齢によって老化するのは止むを得ないとしても「心（脳）」まで老化させてはいけないということです。常に心（脳）に張りをもち、自らの「加齢」を否定的に考えないようにするという「ポジティブ・シンキング（楽観的思考）」が大切です。

あれができない、これができなくなったと自らの「セカンドライフ」を否定的に考えるのではなく、「あれもできる」「これもできる」「自分はまだまだ大丈夫だ」。このように強い心もちを抱き続ける努力が必要です。もちろん熟年世代のみならず、すべての世代は日常のさまざまな困難に直面していたり、日々の自らの課題に向きあい、どうしても楽観的になれない場合もあるかも知れません。人が生きるとはそういうことです。

人生とは人が生きると書くように、何もないことが人生ではありません。何があっても、人生の春秋、自らを取り巻く森羅万象の中に楽しみを見出していく、苦しければ苦しい中に楽しみを、楽しければ楽しみの中にさらに楽しみを見出していけば良い。そのような強い心（脳）を育てる生き方が「幸福脳」の在り方であり、人間の幸福そのものだと私は思うのです。

身体が動くなら、働き続けるまで無理のない範囲で動かし続ければ良いのです。頭も働き続けるまで動かし続ければ良いのです。人間の知力はそう簡単に衰えるものではありません。人間の脳はそのような弱い存在ではありません。一生涯育ち続けていく、これまでの人生において獲得してきた技・知識・経験は高齢になって、あたかも熟成した美酒が芳しい香りを放つがごとく、熟年世代の知的生産活動はますます盛んにおこなえるようになるのです。

一番大切なことは「一喜一憂しないこと」。これに尽きると私は思います。私たちの世代が「加齢」によって人生の熟年期を迎えると、定期的な健康診断で検査値の異常の一つや二つ出てくるかも知れません。しかし、まったく異常のない方が「異常」なのです。検査値に無頓着であることは賢明な人生態度ではありませんが、だからといって検査値に不安を抱き、その結果に振りまわされてしまうという人生態度が問題だと私は思うのです。

検査値が教えてくれているのは、我が身の「状況」や「状態」であって、我が身の「幸・不幸」を教えてくれているわけではありません。その検査値を把握して、自分が何に留意していけば良いのか、自分がどのように節制をすることで、より良い「セカンドライフ」を過ごせるのか、そのように受け止めることが肝心なのです。検査値はデータに過ぎません。データは道具に過ぎません。データは手段であって目的ではないのです。

私たち熟年世代の目的は、健康診断で良い数値を出すことではありません。自らの熟年期を心身ともに楽しく過ごし、他人との実り豊かな心（脳）の交流によって、自らの人生を満足し切って我が人生の千秋楽を迎えることです。

心（脳）を不安にさせるようなさまざまな出来事に対しては、無理のない範囲でこだわりを捨て、我が道を悠々と闊歩していくことが大切だと思います。そしてこのような心構えと努力によってのみ、魅力的な加齢を重ねることができ、精神的にも身体的にも社会的にも、穏やかで健やかな「セカンドライフ」を過ごすことができるのではないかと私は思っています。

ともあれ、まず最初の第一歩を踏み出すことです。私たち熟年世代は戦後のもののない時代を必死に生き抜いてきました。自らの人生行路の中において、ある人は仕事に、ある人は育児にと、自らの責任を立派に果たしてこられました。ゆえに、ここからは自分自身のために生きるべきなのです。実り豊かな「セカンドライフ」のために、自分のやりたいことにとことんチャレンジしてみたら良いのです。それだけの「価値」を私たち熟年世代は生み出してきました。

多くの動物の中で唯一といって良いほど、人間のみが、子供を誕生させ育てあげた後も生き続けることができる。出産や育児の終わりとともに寿命が尽きる他の動物たちとは根本的に「人生の時間」という在り方が違っているのです。

私はこの貴重な時間こそ、人生において最も尊い時期であり、有意義に過ごすべきだと思っているのです。ゆえに私は、熟年世代が迎える「セカンドライフ」こそ、人生の熟年期であり黄金期だと信じて止まないのです。

「加齢」はそのままイコールで「老化」ではありません。他者と積極的に関わり、心（脳）豊かな交流をする「趣味」をもち、常に新しい自分を発見し、新しい自分の可能性を啓こうとするかぎり、人間は一生成長し続けることができるのです。なぜなら「幸福脳」には「自己啓発力」があるからです。啓発とは開き発見する力のことです。

私の好きな詩人・相田みつをは謳いました。

「一生感動・一生青春」と。

どうか読者のみなさん一人ひとりが、心（脳）に感動を与え続けるよう、一生涯青春の気概で毎日を明るく・楽しく・のびのび・健やかに・心地良く過ごされることを願ってやみません。

ともどもに、最高の我が人生の千秋楽を迎えられるよう、祈っております。

# 三章　私が幸福脳に出会うまで

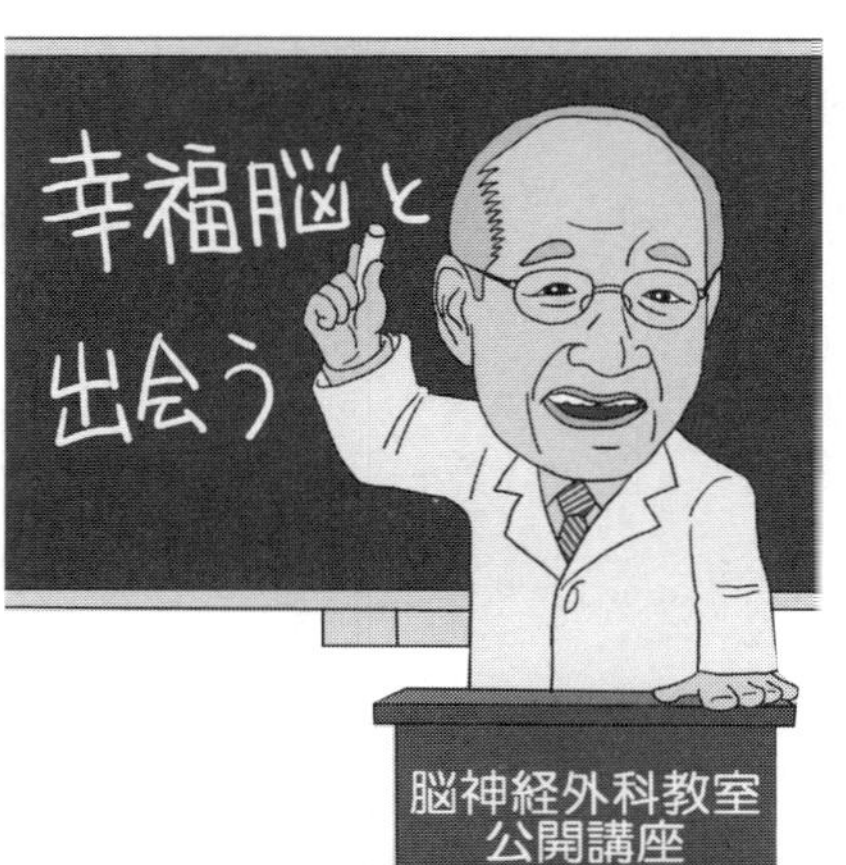

## 家族・友人・天神橋、十丁目のコレちゃんと呼ばれて

私は脳神経外科医として、長年に渡って脳に関する臨床病理的研究と外科手術に携わってきました。その経験を振り返り、人間には「幸福脳」と呼ぶべき人間の本然的な生命作用があるのではないかと思うようになりました。その作用とは、逆境に際して環境に負けない自分、悩みに負けない自分を作り出すという「脳」の働きのことです。

「幸福脳」とは作るものではなく、育てるものです。人間は誰しも程度の差こそあれ、育てれば幸福をもたらす「脳」をもちあわせています。

万人誰しもが、そのような「脳」をもちあわせているのですから、誰にでも育てることが可能なのです。

本章では、私がそのように思うようにいたったきっかけ、また脳神経外科を志すようになった来し方などを含めて、少年時代から医師となるまでを自伝的に振り返ってみたいと思います。

一九三四（昭和九）年、四月一六日、真面目で腕の良い製本職人だった父・新一、母・豊子の下に私は生まれました。

生後すぐ、大岩神社・小岩神社でその名を知られた京都の大岩山に、私は捨てられました。

「捨て子は育つ」の縁起をかつぎ、我が子を丈夫に育てたいと思ったからでしょう。神社の境内に捨てられ、その直後に「拾われる」という儀式を終えた私は、そのまま「惟明」の名前を同神社の年若き巫女から授けられました。

大岩神社は、大岩・小岩の男女の神が互いの病を献身的な看病で治したという伝説で知られ、今もなお、心の病を癒すという信仰を集める神社です。この「看護」のご利益に、母は医学との関連性を連想したのかも知れません。ともあれ母はこのときすでに、私を医師にすることを固く決意していました。

元来社交的で勝ち気であった母は、かかりつけだった近所の若くハンサムな産婦人科医に憧れを抱き、我が子も将来はこのような医師にしたいと心に定めていたのでした。母のささやかな夢は実に他愛もないものでしたが、その決意の真剣さだけは本物で、母は一切の娯楽を断つとともに、毎月一六日の同神社の祭日には必ず参拝し、肉を食べないという誓願を立てました。

この毎月一六日には肉を食べないという誓いは、私が医師となり、母が九〇歳を越えるまで続けられました。

母親の執念とも呼べる強い思い入れで、医師への道を歩ませられることになった私にとっては、この母の過剰な期待がたいへんなプレッシャーになりはしましたが、今となって思えば、その母の一念によってその後の私の医師としての人生があったのですから、それもまた良かったといえるのかも知れません。

愛情いっぱいに私を育ててくれた母でしたが、養育係として私を鍛えてくれたのは、母方の曾祖母・増田ツネでした。曾祖母は、佐賀藩家老・鍋島半次郎の血縁に連なる武家の女性だけあって、背筋のシャキっとした姿勢の良い人でした。父の仕事を支えて多忙であった母に代わり、私が幼稚園に通いはじめる八五歳でなくなるまで、何くれとなく私の面倒を見てくれました。そんな曾祖母から教えられたことはただ一点、「人として強くあれ」ということ。いわゆる武士道の精神を説いた「葉隠」の心でした。佐賀の地に流れる精神的土壌、質実剛健・尚武の気風を、曾祖母は私に教えたかったのだと思います。男の子として、いざというときにうろたえてはいけない。あたふたしてはいけないということを、繰り返し繰り返し教え込まれたことを覚えています。

そんな曾祖母との忘れられない思い出は、毎晩通っていた銭湯での出来事。当時の我が家は大阪市北区の天神橋五丁目付近の長屋にあり、夕暮れになると私は曾祖母に手を引かれ銭湯に通っていました。

ある夜のことです。曾祖母と女湯に入り身体をゴシゴシと洗っておりましたら、近所の女の子が私に「バシャッ…!」とお湯をかけ、からかいはじめたのです。幼さゆえか、私もついカッとなってしまい、思わず、女の子を湯船に突き落としてしまいました。さぁたいへんだ。たいへんなことをしてしまったと、ビクビクと怯えていましたら、案に相違して、曾祖母からは「よくやった！　それが男の子だ！」と褒められ、自宅への帰り道、当時は贈答や病気見舞用であった高級品の台湾バナナを買ってもらいました。

このように、幼少期の人格形成には、曾祖母の寄与するところが大きかったように思います。

我が森家は強烈な個性をもった女性たちの活躍する女系家族でしたが、研究者として進むための方向性を一番はじめに整えてくれたのは、父・新一でした。

父は、母と同じく、露天商を営む家に生まれました。尋常小学校を卒業すると、そのまますぐ製本職人になるべく徒弟奉公に出されました。父の独立と相前後して、父と母の実家が同じ露天商を営んでいたことから縁談がもちあがったのですが、母方の祖父は猛反対。あやうく破談になりかけたのですが、先ほど紹介した私の曾祖母・増田ツネが、父の実直さや勤勉さに惚れ込み、周囲の反対を押し切って入婿として父を森家に迎え入れました。曾祖母が見込んだだけあって、父は明治男のタフさをもって真面目な製本職人としての一生を送りました。

父が入婿でなく、また、生来の寡黙さがなかったならば、私も父と同じ製本職人として一生を終えたのではないかと思います。けれども父には、我が子の主体性を見守り尊重してくれるという度量の大きさもありました。

子供だった私の目から見ても、入婿としての父の気苦労には気の毒さを感じることがしばしばありましたが、父はそんな境遇に別段の不満を抱くこともなく、寡黙ではありましたが、明るく気力の充実した人生を過ごしていたと思います。

そんな父には「研究者・森惟明」としての方向性を定めてもらったと感謝しています。というのも戦前・戦中・戦後の貧しくもののない時代、我が家には私専用の「研究室」があったからです。

一介の製本職人の子には分不相応な高価な顕微鏡や、うず高く積まれた動植物の標本箱、数え切れないくらいの実験用フラスコや試験管が、私の部屋にはところ狭しと陳列されていました。これらはすべて父が母と相談しながら、乏しい収入の中から家計をやり繰りし、コツコツと買いそろえてくれたものです。この「研究室」があればこそ、その後の医学者としての私があるのです。

その「研究室」の思い出について、これから私の少年時代の「親友」イエオニグモとともに、若干お話させていただこうと思います。

尋常小学校、これは今の小学校にあたりますが、この尋常小学校入学の年に日本は真珠湾を攻撃。第二次世界大戦へと突入していきました。同時に、私の通っていた小学校は「国民学校」

と改称され、初等科（小学校）六年・高等科（中学校）二年の学校へと姿を変えることになりました。戦時中は制度としての授業はありましたが、ほとんど勉強をしたという記憶がありません。戦火が激しくなるとともに、私は学童疎開で滋賀県へ移住したのに続き、戦争末期には父が軍隊に招集されたのにともない、一家そろって但馬牛で有名な兵庫県・但馬地方へと疎開していくことになりました。当時は幼心にも漠然とした不安と強烈な空腹感に常に襲われており、色々なつらい思い出がたくさんあります。

しかし、その心の空白を埋めてくれたのも戦争時代の思い出でした。

当時、私は大阪市立菅北小学校、その頃は大阪市立管北国民学校と呼んでいましたが、この学校に所属していました。管北国民学校は学校として滋賀県竹生村（現在の長浜市）に学童疎開をすることになり、先生方と同級生と一緒に集団で移住することになりました。

竹生村での日々も、戦火の厳しさから若干逃れられるとはいえ、たいへんな状況に変わりはありませんでしたが、それでも小学校の担任であった真柴弘堂先生のお陰で、子供なりに充実した日々を過ごせたと思います。真柴先生には管北小学校時代、一年生から卒業をする六年生までずっと御指導をいただいておりました。先生は、どんなに頭の良い子にも、どんなに覚えの良くない子にも、必ずその子の長所を見つけ出し、その長所を伸ばす名人でした。

私自身、竹生村時代には良く真柴先生に琵琶湖のほとりまで引率をしていただき、あの動物は何か、この植物は何かといった、さまざまなお話を聞かせてもらいました。そして私の動植物好きを愛でられた真柴先生は、毎日のように滋賀県近在の山や川や野原へ連れていってくださいました。戦時中のあの時代、空腹と命を失う恐怖の中で、生きる希望を失わずにいられたのは、心の空白を埋める希望が私の心の中にあったからだと思うのです。

戦後すぐ、それまでの国民学校高等科は新制中学に姿を変え、私は大阪市立北第二中学校（現在の大阪市立北陵中学校）へと入学することになりました。新制中学一期生としての中学校生活は、戦後の混乱の時代、さまざまなシステムが暗中模索の手探りであったためか、あまり整っていなかったと記憶しています。私自身、中学時代をあまり勉強して過ごしたという実感がありません。

その代わり、中学校のクラブ活動として生物部に入部し、小村忠夫先生との出会いが私の中学校時代を輝かしいものに変えてくれました。生物部の三年間が、私にとっての中学時代そのものといっても過言ではないと思います。

本当に、小村先生には色々な思い出を作っていただきました。中学校三年の間に、毎週の日曜日になると、遠くは和歌山県の淡輪、奈良県の生駒山、兵庫県の能勢。近くは大阪府下の千里山、市内の城北公園・中之島公園など、数えきれないくらいの場所に、数百種を超える昆虫や植物の採集に出かけました。この時代に生物部のクラブ活動で学んだ、情報を収集し、また収集したものを整理するという鍛えが、その後の研究者としての土壌になったことは間違いありません。

後年、医師となり医学研究者となってからも、文献・論文資料などを取りそろえていると、「昆虫採集ですか?」と同僚などから微笑みとともに冷やかされることがよくありました。

さて、生物部では、主に「イエオニグモ」の研究をしていました。

元々、小村先生が蜘蛛にお詳しかったこともあり、先生の研究のお手伝いをしていく中、先生のお人柄に惹かれたところもあったのでしょう、自然と私も蜘蛛に興味をもつようになり、だんだんと研究・調査することになりました。

最初は、近在の山や公園、田んぼに畑など、「オニグモ類」の生息していそうな場所へ出かけ、採集しては小村先生に報告し、先生からは「オニグモ類」に関する該博な指導を受けていました。

私が「オニグモ類」を研究の対象としたのは、とくに深い理由があってのことではありません。「オニグモ類」は、オスの体長が二〇ミリメートル、メスの体長が三〇ミリメートルと比較的大型で、なおかつ日本全国の人家近辺や山林など、採取しやすい場所に生息していたことと、基本的に夜行性で夕方に蜘蛛の巣を張るため、学校のあいまに研究できると考えたためです。

中でも「イエオニグモ」は人家の軒下環境を好むことから、私にとって絶好の研究対象となりました。

最初は「イエオニグモ」の形態について観察をしました。

そして次第に、自宅の軒下などに生息していた十数匹の「イエオニグモ」を捕まえ、どのような形状をしているのか丁寧に観察をしはじめました。

平均体長が一四・五ミリメートル、体色は灰褐色で、初夏から秋にかけて生息することなどを把握していく中で、それまでありふれた存在であった「イエオニグモ」の世界に魅入られていくようになりました。「イエオニグモ」と他の「オニグモ類」との体長の比率を比較するとどのようになるか。「イエオニグモ」の張る網（巣）の角度には個体差があるのか。そのようなことを夢中になって調べていました。

そして中学校三年生のある日、私はふとあることに気がつきました。

通常「イエオニグモ」は、六月から九月にかけて、板塀や軒下や木の下部などに丸い網を張ります。昼間は隠れていますが、夕方になると三〇分間という驚くほどの速さで網を張り、真ん中に納まります。翌朝になると、網を畳んで再び隠れる。そのような習性をもった昆虫です。

そんな「イエオニグモ」ですが、なぜか雨の日やくもりの日になると、出現時間がいたって早くなるのです。また、夏の到来とともに日没の時間が遅くなる分だけ、「イエオニグモ」の出現時間も遅くなるのです。

このことは、他の「オニグモ類」を研究していたときには認められない兆候でした。つまり、「イエオニグモ」には、天候や季節の変動を感知する独特なセンサーがあるのではないか。そのような仮説を私は立てました。そしてこのことを小村先生に報告したところ、「それはおもしろい！　是非やりなさい！」と大激励。

「イエオニグモの出現時刻についての研究」に取りかかることになりました。


丁度その年に開催されることになっていた、毎日新聞社主催の「大阪府下中学生による生物についての研究発表大会」に、北陵中学を代表して出場することになりました。勿論これは、小村先生のあと押しあってのことです。

私自身は大会といっても、今までの「イエオニグモ」に関する研究を続けるだけのことであり、この大会自体に特別な意味はありませんでした。ただ、それでもやはり、母校の代表として出場するからには良い結果を出したい、家族や小村先生のご期待にも応えたい、そんな気もちで一杯でした。その年の夏は例年にも増して「イエオニグモ」の研究に没頭したことはいうまでもありません。

三つ下の妹・幸子に手伝ってもらい、夏休みの突入とともに、毎日毎日、日没表と腕時計をにらみながら、「イエオニグモ」の登場を待ちました。「イエオニグモ一号、登場時刻、午後六時三二分三五秒……」「イエオニグモ二号、午後六時三三分二〇秒……」など、我が家のせまい二坪の庭にあらわれる「イエオニグモ」たちを夢中になって観察。お手洗いの庇《ひさし》の下、台所の壁土、隣家との仕切りの板塀など、私と幸子がひと夏に観察した「イエオニグモ」は、のべ五〇七匹にも及びます。

その間、小村先生のみならず小学校時代の恩師・真柴弘堂先生までもが、何度も我が家を訪れ、激励してくださいました。我が家を訪れた先生方は、私の部屋に壁一面に貼り出されたイエオニグモの出現時刻、登場場所、当日の気温や天候などの移り変わりを記した統計表をご覧になり、「一日一日の小さな努力が重なれば、こんなに大きく立派な統計ができる！　精密な統計は世の中を進歩させる土台ともなり得る！　この研究は、学問の尊さが良くわかる素晴らしいものだね！」と、何度も誉め讃えてくださいました。

そうして迎えた一九四九（昭和二四）年九月二五日、文豪・川端康成を輩出した大阪府立三島野高等学校（現在の大阪府立茨木高等学校）で研究発表大会は開かれました。会場には大阪府内一六校の代表生徒に、その父兄、担任、応援の生徒たちが詰めかけています。審査員には、日本を代表する寄生虫学の権威で大阪大学教授・大阪博物学会会長を務めた吉田貞雄博士、生物学の上野益三博士、貝類学の馬場菊太郎博士、「生きている化石」と呼ばれるメタセコイアの発見者で植物学の大家・三木茂博士、阿寒湖マリモの研究やアジア初の人間型ロボット「学天則《がくてんそく》」の発明で著名な西村真琴博士、その他、大庭景利博士や近藤正義博士など、当時の大阪学術界を代表する錚々たる方々が名を連ねていらっしゃいました。

会場はものすごい熱気で一杯でした。戦後のもの不足で娯楽の少ない時代、この手のコンクールが一つのエンターテインメントであったことや、大会成績がそのまま学校の評価につながるという点もありましたが、実はそれ以上に素晴らしい「賞品」があったからです。

日本の皇室は、生物学に深いご造詣をおもちでいらっしゃったことから、この大会の上位入賞者には、上京して皇太子殿下（現在の今上天皇）にお目にかかることができる。また、その中でも一位入賞の者は殿下とお目にかかり、自分の研究成果について親しくご報告させていただく「栄誉」が与えられることになっていました。戦後すぐ、いわゆる「天皇人間宣言」がなされ、民主主義国家・新生日本が力強く歩み出していたとはいえ、それでもやはり、庶民の間では「皇太子さま」にお目にかかることは相当なステータスでした。

ゆえにみな、必死になって自分が、自分の子が、自分の教え子が、自分の先輩が上位入賞するよう、すさまじい熱気で応援をしていました。

ご多分に漏れず、その状況は我が森家も同様でした。母・豊子は、この大会の入賞が、我が子を医師にする命運をわけるとばかりに、毎日神仏に一心不乱に祈り続けておりました。大会当日も、なんと自宅から電車で一時間も離れた、京都市伏見区にある、稲荷信仰で一三〇〇年の歴史を誇る伏見稲荷大社へと「お百度」を踏みにいきました。それもご神前とご神燈の間を下駄を脱ぎ、素足で祈るという念の入れようで。また父・新一も、「親である私がいって惟明の集中力を妨げてはいけない」と観覧を見あわせ、自宅兼用の「森製本所」で仕事に励みながら、作業のあいまには、座敷の神棚にずっと祈り続けてくれていたようです。

このように過度の愛情とプレッシャーに充ち満ちた中での私の研究発表となりましたが、不思議と自然体で発表することができました。もちろん、緊張はしました。また、途中で何度かいい間違えてしまう場面もありました。けれども、発表全体を見たとき、悔いのない研究発表ができたなと思うことができました。それはやはり、中学の恩師・小村忠夫先生が大会の司会進行係として側で見守っていてくださったことと、小学校の恩師・真柴弘堂先生が父兄の代わりに参観していてくださったからだと思います。

大会の会場であった三島野高校講堂から自宅への帰り道、自分の足取りが非常に重かったことを覚えています。

研究発表で全力を尽くし切り、疲れていたこともありました。また、父に何と話そう、母に何と報告しようかと、色々、私なりに頭をめぐらせていたこともあります。帰途、さまざまな思案を繰り返しながら二時間をかけて自宅へと戻りました。

夕暮れの我が家に戻ると、数え切れないくらいの人垣ができていました。

私の帰りを今か今かと待ち構える私の家族、そしてご近所のみなさんでした。

両手に手さげ袋をもち、疲れ切った顔をしていた私を見つけた父母が私に走り寄ってきました。

「…惟明っ！」と父。

「ど…どうだったの!?」と母。

私は指を一本立てていいました。

「お父さん！　お母さん！　一等でした！」

どっと沸きあがる歓声とともに、私は父と母に痛いくらいに強く抱きしめられました。父母は号泣していました。私はといえば、若干の気恥かしさと嬉しさとが綯い交ぜになった不思議な気もちで一杯でした。

その日は、当日の会場を見ることができなかった父母や、ご近所の方々のために、真柴弘堂先生が会場での私をスケッチしていた絵を紙芝居風に見せ、我が家は夜遅くまで盛りあがっていました。

その約二ヶ月後の一一月一四日、私は東京の小金井東宮仮御所（現在の東京都立小金井公園）にいました。

戦時中の大空襲で青山御所内の東宮仮御所が焼失し、その後の財政難と国民感情への配慮から、新規の東宮御所の造営は見送られ、仮御所としての皇太子殿下のお住まいが小金井に定められていたからです。

私は恩師・小村先生、そして露天商を営んでいた祖父に連れられ、小金井御所へと参りました。一九四九年といえば、確か東京〜大阪間が特急「へいわ」で九時間だといわれていた時代でした。当然、小金井御所までは東京からさらに時間がかかるわけですから、相当な時間がかかったはずで、高齢の祖父にも本当にたいへんな長旅だったはずですが、それでも祖父は、それまで見せたことのないような満面の笑みで「惟明に、いい冥土の土産をもらった」とたいへんな喜びようでした。

また、祖父に母との結婚を猛反対され、入り婿として肩身の狭かったはずの父・新一も、このときばかりは我が子を立派に育てあげた誇らしさからか、得意先や同業者に「トンビが鷹を生んだ」と冷やかされても、鷹揚に笑っていました。むしろ、息子の自慢ができることを快しとすら思っていたようです。

森家にとっても私にとっても、さまざまなドラマを生んだ殿下との会見ですが、実はあまりよく覚えていません。

今、私の手元には、殿下との会見の様子と、私の研究論文を掲載してくれた尚文館の「小学日本」という学習雑誌があるのですが、そこには他の生徒とともに、殿下の前でコチコチに緊張し、直立不動で立ち続けている私の写真が残されているだけです。

ただ、今も鮮烈に印象に残っているのは、当日の朝が美しく晴れ渡っていたということと、御所のお庭が丁寧に掃き清められていたこと、そして殿下の穏やかな笑顔と「みなさん！　立派な研究の成果を見せていただいて本当にありがとう！」との優しいお言葉でした。

私はこのとき、学ぶ喜び。自らの真剣な努力が、他人を色々な形で喜ばせることができるのだということにはじめて気がついたのではないかと思います。医師としての私と医学者としての私。その人生の方向性がより、医学者・研究者としての方向へ定まりつつあったのが、この殿下との会見だったのかも知れません。

そんな「イエオニグモ」とともに過ごした中学時代でしたが、大阪府下の進学校として知られた北野高校に入学してからは、人生初の挫折が待ち受けていました。北野高校入学とときを同じくして、私の両親が祈祷師的な新興宗教の教祖と出会ってしまったのです。

戦後の受難の時代、確かなる精神の拠りどころを求めてしまったのでしょうか。両親はすっかりこの教祖に入れあげてしまい、大阪・梅田駅近くの長屋を、この教祖のための集会場に提供してしまったのです。そのため、我が家では連日のようにこの教祖による非科学的な説法がおこなわれることとなり、我が家は家庭崩壊の寸前にまで追い詰められることとなりました。

私はといえば、北陵中学校時代の恩師や級友との別れ、新しい高校生活、そして慣れ親しんだ北区・天神橋商店街から引越しての梅田での生活、そして夜ごとおこなわれる新興宗教の布教活動に精神的に参ってしまいました。

三重どころか四重にも及ぶ苦境の中、合格を目指した阪大医学部（大阪大学医学部）は二年連続で不合格。散っていくサクラに涙を流すこととなりました。たしかその頃、友人からヘルマン・ヘッセの「車輪の下」を読むよう勧められ、より一層打ち沈むことになった思い出もあります。

「車輪の下」は、天才的な学問の才に恵まれた少年ハンスが、エリート養成機関で知られた神学校に次席の成績で入学するところからはじまる悲劇の物語りです。

地域の人々から将来を期待されながらも、新たに出会った級友たちと触れあう内に、自分の今までの人生の在り方、他人の期待に応えるためだけに勉学に励んできた自己を嫌悪し心身が病んでゆく。そして学業に対する自信とやる気を喪失してしまい、神学校を退学。機械職人として人生の再起を図ろうとするも、今までの自分に対する挫折感と、旧友たちに対するコンプレックスから自暴自棄になり、不慣れな酒で泥酔し溺死してしまうという、救いようのない悲劇のお話です。

今思えば、私の友人は本当にとんでもないものを勧めたものだと、若干の憤りとともに苦笑いを禁じえないのですが、それでもやはり、当時の私には一歩立ち止まり、自分を見つめ、内省する時間が必要だったのかも知れません。

自分の生きる道が本当に医学で良いのか、自らの信念で選びとったのが医学の道なのかということを自省する一時が必要だったのかも知れません。ともあれ、私は医学への道をあきらめたわけではありませんでした。少年ハンスのモデルであったヘルマン・ヘッセが母の支えで立ち直ったように、私にも変わらず気丈な母がおりましたし、たいへんな家庭環境にはありましたが、健康な家族の支えもありました。

捲土重来、私は再度のチャレンジを決意。大阪大学医学部よりさらに難関の東大医学部を目指すことにしました。

ただこれは、我が子・惟明を遠い東京の地にいかせたくないという母の猛反対で取り止めに。結局、私と母の間で妥協が成立し、京大医学部を受験することになりました。そうして迎えた二浪目の冬、いつになく激しい受験倍率の京大医学部に、晴れて私は合格しました。

何かどんより心にわだかまっていたものがスカっと晴れる気もちがしたのと同時に、よくぞこの倍率で合格できたなと母子そろってたいへん驚きもしました。

京大医学部時代は故郷・大阪を離れ、京都で下宿生活をはじめました。母の伯母が弁護士と再婚をしていたのですが、その新たな亭主が顧問先の大きな社宅に住んでいたため、その一室を間借りして下宿生活をすることとなりました。渋々ながらも母が私を安心してあずけただけあって、弁護士夫妻は非常に厳格な明治人そのもので、「学生は勉学に勤しむもの！」と、学業以外の娯楽などは一切禁止されていました。

また、あずかっている森家の一人息子に万一のことがあってはいけないと、旅行・登山・スキーなども厳禁されました。さらに、私が入学した一九五五（昭和三〇）年は、それぞれ分裂していた革新勢力と保守勢力がそれぞれ日本社会党、自由民主党を結成し、激しくぶつかりはじめた、いわゆる「五五年体制」開幕の年でもありました。

学生自体の気質も、一九六〇（昭和三五）年の学生安保に向かって、徐々に騒がしくなっていった時代でした。

そのため弁護士夫妻は、私が学生運動に走ることのないよう、常に監視。旧友が私の部屋を訪れる度に「あれは誰か。どういう交際をしているのか」と、微に入り細に入りたずねてきた記憶があります。

だからでしょうか。他にすることもなかったこともあり、また生来勉強は苦にならない性格でもあり、さらには故郷・大阪の新興宗教から解放された平穏さもあり、静かな環境で思う存分、勉強に打ち込むことができました。

そのお陰で、京大医学部専門課程の四年間、かなりの数で「秀（一〇〇点満点中の九〇点以上）」を取得。充実した学生時代だったといえると思います。もちろん、学業のあいまにこっそりとダンスとお酒をたしなんだりはしましたが、かといって道を踏み外すとまではいきませんでした。すべてが平穏でバランス感覚に富んだ医学生時代を送れたと思っています。

今ここで、実社会に出るまでの私自身を本書の一区切りとして振り返ってみますと、人生で必要なことは、少年時代の天神橋筋商店街ですべて学んだ気がしてなりません。

幸福脳の在り方。すなわち、脳の力を知り、脳の力を引き出すための他者との関係性を築く感性を磨き、心身の調和をもたらすスキル（技能）の習得。それらは私が幼少時代を過ごした、天神橋筋商店街に原点があったのかなという思いを強くしています。「住めば都」といわれるように、誰にとっても故郷は思い出深い場所だと思います。

私の育った大阪北区の天神橋筋商店街は、南北二・六キロメートルにおよぶ日本一長い商店街として知られ、現在も六〇〇店以上も軒を連ねる活気に満ちた商店街です。四丁目商店街と五丁目商店街の間には、省線（現在のＪＲ）天満駅もあり、大阪で最も庶民的な街として親しまれていました。

商店には高級品の類はあまり置いていませんでしたが、みな安く良心的な商品を提供していました。レストランなどもカジュアルで、お好み焼き屋などはいつも満員御礼の活況を呈しておりました。

我が家はそんな天神橋商店街の真ん中、賑やかな五丁目の道から少し奥へと入った長屋にありました。

長屋での暮らしは近隣同士の付きあいが濃厚で、あまりプライバシーが保たれた環境とはいえなかったと思います。その代わり、互助精神が極めて強靭で、お互いに食べものを交換しあったり、冠婚葬祭の慶弔事は欠かさず参加したり、困ったときは必ずみなで助けあうという気風がありました。私自身、飾らない庶民的な雰囲気の中で、人情の豊かさ、他者への思いやり、心遣い、気配りなど、医師として絶対に欠くことのできない基礎的なヒューマン・スキルの習得に、天神橋での暮らしがどれだけ役立ったか計り知れません。

少年時代の私は、近所の同年代の男の子ばかり四人してよく遊んだものですが、お互い向上心と競争心をもって、楽しく暮らしていました。その友人たちが、後年、思い出したようにいうことは、「コレちゃんはおとなしいけれども、一流好みのヤツやった」ということでした。

自分自身では気づいていませんでしたが、ものごとの本質、人間として、医師として、一番大切なのは何かということを、この街での暮らしから学んでいたのだと思います。今、改めて故郷・大阪にお礼をいいたい気もちです。天神橋、本当にありがとうと。

## 脳外科との出会い～一番嬉しかったこと、悲しかったこと

私は、最初から脳神経外科の道に進みたかったわけではありません。

私を医師の道へと導いた母・豊子は、私が産婦人科の開業医になることを何よりも望んでいましたし、その願いが叶うよう、毎月欠かさず大岩・小岩神社に必死に祈り続けておりました。また、少年時代の私が、母との神社参拝の行き帰りに、瀟洒な別荘風の家を見かけては「将来、開業医になってお金をもうけたら、こんな家に住まわせてあげるよ！」といっては、母を喜ばせていました。

ですから、家族も私も周囲さえも、私が将来、産婦人科の開業医になるものとばかり思っていたはずです。

京大医学部の専門課程を終了した私は、親元に近い故郷・大阪市北区扇町の北野病院にインターン（医学研修生）として赴くことになりました。当時は、医師国家試験の受験資格の一つに、このインターン修了が法律で定められていたからです。

北野病院は、元々京大医学部に付属する臨床医学の研究病院として、一九二八（昭和三）年に設立されました。財団法人田附興風会が運営を開始し、今も京大の医学臨床各科の関連病院として、地域の人々に先進的な医療を提供する総合病院として知られています。

北野病院でのインターンでは全診療科を経験することとなっており、私が想定していた一科のみ、たとえば外科なら外科のみのストレート・インターンではありませんでした。インターン時代の私は、国家資格としての医師の資格を有していないこともあり、北野病院のどの科に配属されてもいわゆる「お客様」扱いに近く、実際の診療に深く関わらせていただくことはできませんでした。

そのため、インターン業務のあいまを見つけては、将来自分が進もうと決意していた産婦人科の「成書」と呼ばれる世界標準の医学専門書の読了に挑戦していました。内容がすべて英語で、インターン業務との両立はなかなかたいへんではありましたが、数冊の「成書」読破ができたことは、青春時代の貴重な経験だったと思います。

そうこうするうちに、北野病院での私の研修生活が数カ月を過ぎようとしていた頃、私は新たに外科に配属されました。

当時、一九六一（昭和三六）年は、J・F・ケネディ氏がアメリカ合衆国大統領に就任した年で、日本ではまだまだ脳神経外科という診療科が一般的ではない時代でした。当然、北野病院にも脳神経外科の診療科はありません。そこに、アメリカ・ボストン帰りの西村周郎先生が北野病院の外科に赴任してこられることとなりました。米国のボストン小児病院・脳神経外科に留学しておられた西村先生は、のちに大阪市立大学医学部に脳神経外科学教室を作り、同大学の初代教授として辣腕を振るい、大阪市立大学医学部を、頭蓋底外科および脊椎・脊髄外科の一大拠点へと育てあげられた方です。西村先生は米国より帰国後しばらくして、北野病院外科の中で脳神経外科の診療をおこなうため、請われて北野病院へと赴任してこられたのでした。

私が出会った頃の西村先生は、とにかくパワフルで闘志満々といった方で、病院内を駆け巡っておられました。通常、大学医学部の助手などが担当すべき脳血管撮影などの検査や開頭術なども、西村先生お一人でおこなっていらっしゃいましたが、私がインターンで外科に配属されていたこと、また、先生のたいへんさがお気の毒であったこと、さらに、なぜか不思議な先生のお人柄に魅入られるように、助手的手伝いを私がさせていただくことになりました。

西村先生の下では、とにかく鍛えられ、通常のインターンが経験する内容を遥かに超えた体験をさせていただきました。

普通、インターンでは関与することのできない脳血管撮影などは何十例もさせていただきましたし、開頭術ではアシスタントとして頭皮の切開、骨弁の作成なども担当させていただきました。また救急車で頭部外傷の患者さんが搬送されたときには、先生とともに徹夜で頭蓋内血腫除去手術をお手伝いさせていただきました。一般的に、これらは脳神経外科入局後一～二年が経過しなければ、とても任せていただけないものばかりです。

当時の北野病院における西村先生の取り組みは、先進的で意欲的な試みばかりでしたが、それだけになかなか周囲の理解を得ることがむずかしく、他科の部長たちの共感を得るまでにはいたりませんでした。

私としては、そのような状況が歯がゆく、ある院内の会合の席で「もう少し、脳神経外科診療を北野病院として応援して頂けないでしょうか」と率直に訴えたことがありました。今思えば、インターンの分際で、ぶしつけなお願いをしてしまったのかなとも思いますが、それでもやはり、患者さんや病院のために奮闘される西村先生をサポートして欲しいという切実な気もちがありました。

しかし、その席で私がいわれたことは「キミ。キミは将来、この病院で脳神経外科をやりたいからそのようなことをいうのだろう?」との言葉。いわれた相手が、自分が将来目指している産婦人科の部長だったこともあり、二重の意味でショックでした。結局、この会合の直後に、私は他科へと移ることになりました。北野病院でのインターンは、一科に数週間の時間しか割り当てられていなかったためです。

しかし、次第に西村先生と脳神経外科診療に強く惹き寄せられるようになっていた私は、他科でのインターンのあいまを縫っては脳神経外科診療をお手伝いし、夜間は当直をしてまで救急車を待つ日々が続きました。

そんなある日、私は西村先生に呼ばれました。先生は私の顔を見るなり「産婦人科を目指すのも大きなやりがいがあって良いけれども、患者の全員が全員、若くて美人じゃないんだぞ。この際、下（下腹部）の医者ではなく上（脳）の医者になったらどうだ？」と告げられました。最初は、西村先生のあけすけなおっしゃり方に、非常に驚きもしたのですが、先の会合での出来事で産婦人科への情熱を失いつつあった私は、西村先生の医師としての技量と度量にトコトン惚れ込んでしまっていたこともあり、そのまま進路を変更することにしました。

産婦人科から脳神経外科への方向転換という、人生の一大決断を西村先生のたった一言でアッサリと決めてしまった私でしたが、決断をしてから迷うということはありませんでした。早速自分の専攻を変更してからは、時間をこじ開けるようにして脳神経外科関連の英文「成書」を読み耽り、同時に西村先生が執筆なさっていた「水頭症の治療」に関する論文別刷（論文のコピー）を熟読するようにしていました。

なぜなら、私は脳神経外科への進路変更にあたり、学部卒業後はそのまま京大の大学院に進もうと考えたからです。理由は、当時の脳神経外科学分野が日本においてはまだまだ黎明期の時代で、脳神経外科学を専攻したといっても、それをもって開業するということが想像もできないような時代だったからです。また、時代の最先端をいく分野でもあることから、是非これを機会に大学院で本格的な勉強をしたいとも思ったからでした。

私が京大医学部の大学院を受験したのは一九六二（昭和三七）年です。この年の入学試験は口頭試験でおこなわれ、私は同級生など五人の受験者とともに、第一外科学教室で多大な業績をあげておられた荒木千里教授の口頭試問を受けることになりました。

荒木教授は、「日本脳神経外科学会」の創立メンバーとして、我が国の脳神経外科学振興にたいへんな尽力をなされた方で、同時に私の憧れだった西村周郎先生の恩師でもありました。そのため、脳神経外科学を学ぶならこの人の下でと、荒木教授の門を叩くことにしたのです。

試験はたいへん重々しい雰囲気の中で進みました。元々荒木教授は、穏やかですが非常に厳格な方で、ご自身が明瞭・明快な講義をなさる代わりに、他人に対しても発言の明確さを常に求める方でした。試験当日も、次々と質問が矢継ぎ早に飛ぶ中、あいまいな受け答えは一切許されず、いくつかの質問は教授を納得させる答えが出るまで五人全員が答えさせられました。ただ、幸いにして教授の質問のほとんどは私のところで終わりになることが多く、自分自身でも納得できる受け答えができたと思っています。とりわけ、水頭症に対するシャント手術。何らかの原因によって脳脊髄液の容量が増大してしまい、増え過ぎた「液」が頭部を肥大化させたり脳を圧迫し機能障害を発生させるこの病気を、シャント（管）によって体内の他の腔へと移動させる手術に関して、私は荒木教授も思わずビックリされるほどの回答ができました。理由は、荒木教授が愛弟子・西村周郎先生と共同執筆をなさった論文を、事前に徹底的に読み込んでいたからです。そのため、立て板に水を流すようにスラスラと答えることができました。

荒木教授にとっては、この日のことがよほど衝撃的だったらしく、翌年の私の結婚披露宴に足をお運びくださった教授は、「この年の受験生の中では、森君が一番よくできた」と褒めてくださいました。

そんな荒木教授の口癖は「いい出しべェがエライ」というものでした。いい出しべェとは、一番はじめにいい出した者のこと。学問は、常に開拓者精神をもたねばならない。他に先んじて先頭をいこうとする姿勢が尊いのだとおっしゃり、このようにもおっしゃっていました。

「貧乏な日本の大学が、アメリカなどの金持ち大学に負けない研究をするには頭で勝負しなくてはならない。貧弱な設備しかない研究者が、ある斬新なアイデアを考え出し、立派な設備をもつ他の研究者がそれを完成させたとする。その場合、後者より前者の方がエライ。つまり、いい出しべェの方が追随者よりエライのだ」というものでした。

私の大学院生活は、この荒木教授、西村先生の下ではじまることとなりました。

荒木教授の愛弟子としての西村先生は、恩師である教授を心底から尊敬しておられました。私自身、西村先生からは、論文の書き方にはじまって学会発表にいたるまで、さまざまな「西村流」の研究スタイルを体得させていただきましたが、その源流は荒木教授にあったそうです。そして、非常にエネルギッシュで剛毅果断な西村先生でしたが、意外にも研究者としての流儀は驚くほど繊細なものでした。

「西村流」の研究スタイルは、一言でいえば「聴講者である相手の立場に立って発表する」という、至極当然なものでありましたが、その内容の一つひとつは極めて女性的で細やかな配慮のゆき届いたものばかりでした。その「西村流」の根幹は「学会演説における態度」を最重要視するということに尽きます。西村先生の師、荒木教授はかつて「学会演説私見」と題する短文をある学術誌に発表されたことがあります。

その内容は「日本の医学界では、一人の人間の評価は学会における演説（スピーチ）で判断される傾向がある。研究者の研究が、後日、論文として学術誌に掲載されるとしても、実は自分が期待しているほど多くの人は論文を読んでくれていないのである。ゆえに、研究者は当日の学会演説ほど入念に慎重に取り組む必要がある」と。自分が取り組んできた研究内容が、他者の評価に耐え得るものでなければならないことはいうまでもありません。しかし、自分が努力してきた研究の成果を他人に正しく理解してもらい、同時に評価をも得るためには、研究発表のやり方そのものにも十分注意をはらうべきである。そのようなことを西村先生は繰り返しおっしゃっていました。

たとえば演説原稿。「原稿が学会の前日にやっとできあがるなどもってのほかである。演説原稿は、少なくとも発表当日の二週間前には上映するスライドとともに仕あがっていなければならない。校閲作業をお願いする方に対して余裕をもって取り組んでもらえるよう、十分な時間の確保をしなければならない。また発表原稿の長さは一分間に二八〇文字くらいまでが適当な長さであるが、それよりも少ない方が聴衆も余裕をもって聞けるため、配慮をすべきである。演説の内容に工夫をし、あいさつや序文など、余計なものは一切省き、簡明な言葉、明確な表現をもって聴衆に対してわかりやすいことを心がければ、五分間のスピーチ時間でもかなりの内容を発表することができる」など。

また、発表態度についてはこのようにもおっしゃっていました。「最終の原稿ができあがったら、まず声を出して練習する。時間を計ってみるのも大切である。また自分の発表内容をテープに録音し、しゃべり方を検証するのも良い方法である。案外、自分では気がつかないところで、他人には不明瞭に聞こえているところがあったりもする」。

さらに上映するスライドの「色」にまで詳細な忠告がありました。

「技術の進歩により、最近のスライドは多数の色を駆使したり、デザイン的な技巧に凝っていたり、複雑なスライドを見ることが多くなった。しかし、スライドはシンプルで研究内容を容易に理解できるものであるべきだと思う。たとえば、背景色は濃い青色で文字は白色。そしてせいぜい、黄色を使うに留めるのが良い。それ以上の色はかえって見づらくなるため、避けた方が良い。その他、背景色の代わりに風景写真を使用するのも当然避ける。使用する図表は最小限にとどめ、スライド下部の『○×大学医学部』のような施設名の挿入も避ける。不要なもの、必要でないものを徹底的にスライドから排除し、聴講者が発表内容に集中できるよう、発表者は細心の注意を払うべきである」。

そして最後に西村先生は、往年の日本外科学会の総会での光景を通じて、時間の厳守と発表者の服装にまで訓戒を与えておられました。

「現在、年長の脳外科医のほとんどは、若い頃に一般外科の教育を受けており、日本外科学会の総会にも出席した経験があると思う。当時の外科学会総会では演説の終了予定時間のキッチリ二分前になると緑色の電球が点灯され、予定の時間がくると赤色の電球がつき、同時にブザーがけたたましい音を立てて時間の終了を知らせるようになっていた。そして間髪を入れずマイクは切られ、会場は明るくなり、司会者が『ありがとうございました!』と打ち切る。まだ演説中といえども、発表者は否応なしに降壇せざるを得なかった。

それほどまでに演説の時間については厳しかった。私たちの日本脳神経外科学会も、今日にいたるまで演説時間についてはよく守られているが、これは年長会員の、外科学会総会時代での経験が一つの伝統として根付いているからだと思う。思えば当時は、司会を会長自身が務め、会期中の三日間は朝から晩まで司会者席に座り、休憩を取ることもほとんどできなかったと思う。

しかも当時は、会長が会期中ずっとモーニングを着用していた。今の若い人たちが聞いたらきっと驚くであろうが、学会発表というものは、それほど厳粛で重要なものなのだ」と。

以上のように、西村先生からは研究者としての振る舞いのすべてについて、徹底的に叩き込まれました。このような西村先生の日夜に渡る薫陶のお陰もあり、私自身、京大第一外科大学院時代には一〇〇以上の文献に目を通し、処女論文「Malignant Glioma(悪性グリオーマ)」を書きあげることもできました。この脳腫瘍に関する論文は、脳神経外科研修二年目としてはたいへん立派な大論文であると諸先生方からお褒めの言葉をいただくことができ、忘れられない思い出となっています。

そのあとの私は、第二外科・整形外科・麻酔科などの「ローテート（各科の順次研修）」を終えたあと、一年間、懐かしい北野病院に再び赴くことになりました。着任に際しては、前述した産婦人科部長に「やっぱりキミは当院の脳神経外科医として戻ってきたではないか」と、からかいともイヤミともつかぬ風でいわれたこともありましたが、あまり気になりませんでした。それよりもむしろ、懐かしの北野病院で脳神経外科の診療に携われることが何よりも嬉しく、この一年間は水を得た魚のように、ほとんど毎晩病院に泊まり込み、よく働かせていただいたと思います。

相前後して、京大にもようやく脳神経外科が独立した診療科として設置され、本格的な脳神経外科学の研究が勃興しはじめていました。その責任者には、私の終生の恩師となる半田肇先生が京大脳神経外科・初代教授として就任されていました。

半田先生は日本脳神経外科学会に、欧米同様の脳神経外科学の専門医制度を作ることに尽力された方々のお一人で、「学問の鬼」のような方でした。

一年間の北野病院への赴任から京大へと帰学した私は、第一外科から新設の脳神経外科学教室に移り、半田先生ご専門の脳血管障害について学ばせていただくことになりました。同時に先生からは、脳血管障害の中の「脳動脈瘤の電気的作成血栓による瘤内閉塞治療」というテーマを与えていただき、これがそのまま学位取得の論文ともなりました。

当時の私の日常生活は、一日一日が一ヶ月にも二ヶ月にも感じられるような、本当に過酷な日々でした。毎日毎日が、変化変化の連続でした。そうした日々の変化が、私の公私のすべてを塗り替えていきました。その中でも取りわけ一番の変化は、やはり、自身の結婚であったと思います。

私に縁談の話がもちあがり、家内と所帯をもつことになったからです。

実はそれまでにも、何度も縁談のお話はいただいていたのですが、なぜかそのすべてがいわゆる「深窓の令嬢」とか「良家の子女」など、ほとんどが多額の持参金をともなった話ばかりで、私の方でご遠慮させていただいておりました。

私自身、結婚は何がなんでも恋愛結婚でなければダメだなどというつもりはありません。ただ、最低限の前提条件として、誰か第三者の仲介や仲立ちによってお見合いをするにしても、相手の人格やものの考え方、そして人生に対する向きあい方などの点で、お互いに敬意をもちあえるような結婚でなければと、その頃の私は思っていたのです。ゆえに、大学卒業を前後して色々な方々からいただいていた縁談のお話は、すべてご遠慮させていただいておりました。

私に家内をご紹介くださったのは、北陸中学時代に教頭を務めていらっしゃった大川恒男先生の奥様でした。先生の奥様は、ベテランの保険外交員として多くの方々からの信頼を寄せられており、私の縁談以前にも、さまざまな方々とのご縁を取りもっていらっしゃったようです。丁度、先生の奥様が出入りしておられた営業先に家内が勤務しており、彼女の働きぶりに感じ入った奥様が、私にふさわしいのではないかと熱心にお勧めくださったのでした。

家内の実家黒岩家は、代々徳川幕府の御三家、紀州藩五五万五〇〇〇石を治めた紀州徳川家の御殿医（主治医）を務めた家柄でした。岳父は関西地方の高級住宅街で知られた、兵庫県の芦屋で開業の小児科医をしておりましたが、家内の幼い頃に鬼籍に入り、家内は七人兄弟・姉妹の六人目として極めて質素に育ちました。私が家内との結婚を決めた理由を一言で申しあげることはできません。紹介者と私の関係や、家内の実家や、我が家の事情、家内自身の魅力、色々な要因がいくつもいくつもあげられます。

ただ、根本的には、家内が医師・研究者としての私を理解してくれたからではないかと思います。家内は長兄が外科医を務め、また家内の叔父も京大で、犯罪捜査に必要な検死や司法解剖などの「法医学」の教授を務めていた関係から、医師という存在がどういうものなのかということを、皮膚感覚として理解していたのだと思います。

私はこのあと、学生運動の真っただ中の母校に帰っていったり、何度も転勤をしたり、突如海外に留学したり、学会出張で国内外を飛びまわり続けたりと、家内に対してたいへんな数の

「変化」を強いてきたと思いますが、いつも家内は静かな微笑みとともに私についてきてくれました。

どんなときでも、家内が愚痴一つこぼさず家庭をしっかり守り、子供たちを立派に育ててくれたため、私も自分の研究に全力で取り組むことができました。これらは結局、家内が医師一家の黒岩家に育ち、医師・研究者としての森惟明を理解してくれたからこそだと思っています。

そして一九六三（昭和三八）年二月一六日。大学院の二年目に突入した私は、家内と結婚したのでした。

岳母・黒岩貞子は私が学位を取得したときに「惟明氏の学位を授けられしを」と題して歌を一首読んでくれました。

やがて世の　すくいとならん　くすしのみち　究めはたされ　くらいさずかる

まさかその四年後、学生運動が吹き荒れる母校で、この歌の意味を噛みしめる日がこようとは、そのときは夢にも思いませんでした。

大学院での研究を終えたあと、私は静岡労災病院（現在の浜松労災病院）に赴任することになりました。労災病院とは、厚生労働省所管の独立行政法人「労働者健康福祉機構」が運営主体となる病院で、働く人々の仕事によって引き起こされるさまざまな病気やケガなどを予防し、治療し、リハビリすることを目的として全国に設置された病院です。

私が赴任することになった静岡労災病院は、労災病院としては最後の新設となった病院で、初代院長には、骨格筋における神経終末（末梢神経の最遠端部）についての研究で大いなる功績を残され、同時に椎間板ヘルニア・脊椎カリエスなどの治療・研究でも顕著な貢献をなさった京大整形外科教授・近藤鋭矢先生が就任することとなっておりました。また、同病院の脳神経外科も京大医学部でサポートをする計画となっていたため、私と私の四学年上級の先輩・福光太郎先生が指名され、一緒に赴任することになったのです。

福光太郎先生は、のちに大阪赤十字病院の脳神経外科部長を務められた方で、同じく私の先輩である京大名誉教授で国立循環器病センター総長も務められた菊池晴彦先生とともに、現在、世界のトップレベルに位置する我が国の脳神経外科の顕微鏡手術の土台を築かれた方です。

福光先生は男の美学というか、男としても医師としても研究者としてもストイック（禁欲的）なダンディズムを追求なさる方でした。

「男はいいわけをせず、グチをいわず、人の悪口もいってはならない」が口癖で、なぜか私の曾祖母・増田ツネを彷彿とさせる方でした。

私にとっての福光先生は、師匠のようでもあり、上司のようでもあり、親分のようでもあり、先輩、相談相手、戦友、飲み仲間、同僚、さまざまな役割を演じてくださった方ですが、もしかしたら一番ふさわしい形容は「兄」であったのかも知れません。

そんな、どこか懐かしさを感じさせてくれた福光先生との静岡労災病院での生活は、二年近くに渡って続きました。赴任当初は、新設病院であるという事情もあり、麻酔科が設置されていませんでしたので、麻酔も福光先生と二人でおこないました。あるときは私が麻酔をかけ福光先生が執刀され、私が執刀する際は福光先生が麻酔をかけてくださる。あるいは福光先生と私の二人がかりで取り組まねばならない大手術の際には、あらかじめ他科の外科医の先生に応援をお願いし執刀にかかることもありました。

ともかく、症例は少ないながらも、新設病院で二人の脳神経外科医が経験するには十二分過ぎるほどの臨床経験を積むことができました。そのあとも、母校からの力強い応援者として、私の後輩でのちに金沢大学・名誉教授となり、英国エディンバラ王立外科学会名誉会員や大阪高等裁判所専門委員（裁判官や訴訟当事者へのアドバイザー）を務めることにもなる、山下純宏先生も迎えて、私の静岡労災病院時代は楽しく続いていったのでした。

静岡は銘茶の産地として有名で、清水港には「清水次郎長」がいたことから、福光先生を次郎長親分に見立て、大政を私、小政を山下先生に、三人仲良く、本当に良く学び、良く働き、良く呑みあかしたものです。この時代の私は、まだまだ若かったということもありますが、福光先生や山下先生のお陰で、本当に愉快で気もちの良いお酒を楽しませてもらったと思います。福光先生もお亡くなりになるまで、折りに触れこの当時のことをたいへんに懐かしんでくださいました。

しかし、そんな幸福な日々も長くは続きませんでした。

突如、平穏は破られました。今まで対岸の火事だと思っていたところに、まさか自分が志願してその火事の真っただ中へと飛び込んでいくことになろうとは、夢にも思いませんでした。

一九六八（昭和四三）年、東大医学部の新左翼の学生たちが俗にいう「インターン闘争」をはじめました。この闘争は、燎原の火が燃え盛るように瞬く間に全国の大学を席巻。一大社会問題化しました。当然、私の母校・京大医学部もその例外ではなく、母校の後輩たちは「大学解体」を叫び、大学当局に「団交（集団交渉）」を激越なアジテーションとともに要求しはじめたのです。まるでそのさまは、隣国中国で起こった権力闘争「文化大革命」を彷彿とさせるものでした。母校の後輩たちは紅衛兵よろしく「造反有理（反抗するには理由がある）」の旗をふり、自らの待遇改善を求めて集団で教授を吊るしあげ、学内にバリケードを張り、日本中を震撼させたのでした。

この章のはじめに、私は自分が大阪・北野病院でインターンすることになった経緯をお話ししました。元々、我が国におけるインターン制度は、戦時中の医師不足を解決することを目的として作られました。第二次世界大戦中、我が国は広大なアジアを舞台に戦争をはじめていました。

今も昔も資源に乏しい我が国において、戦時中、深刻に欠乏していたのは、「医師」でした。戦争には途方もないほどの「兵器」とともに、その兵器を自在に駆使する熟練した「兵士」が必要です。その兵士の養成は一朝一夕でなしとげられるものではなく、多くの時間と費用と設備を必要とします。そして、その兵士を治療し、再び戦線に送り出すための「軍医」が必要でした。当時の軍部・政府は「国家総動員法」によって、日本の人的・物的資源を根こそぎ戦争に動員しました。もちろん医師もその例外ではなく、そのため、軍部・政府は医師の大量増員を目指し、この問題に国家をあげて取り組みました。

まず、全国主要大学に臨時医学専門部を設置しました。それでも足りないので、今度はより入試難易度の低い医学専門学校も各地に作りました。それでもまだまだ医師が足りないので、今度は何と歯科医師を医学部の三年次（第三学年）に編入させ、六ヶ月間の現場研修で「医師」試験の受験資格を与え問題の解決を図ろうとしました。これが、我が国のインターン制度のはじまりです。

戦時中の医師不足は、表面的には解決したかのように見えましたが、深刻な問題を引き起こしました。医師の「質」よりも「量」を重視したため、日本の医療水準が世界平均に比べて大幅に下落してしまったのです。大量に増設された「医学部」によって入試難易度が大幅にさがり、医学部での修養年限も際限なく短縮され、さらに短縮された授業数すらも「学徒勤労動員」と称して軍需工場などに駆り出される。当時の医学生たちは、医師としての自己研鑽に励む時間があまりにも少なかったのです。

そのため、戦後日本を占領統治したGHQがおこなったことは、衛生行政のための医師教育の改善でした。戦前の無謀な医師養成制度のほとんどを廃止し、同時にインターン年限を一年に延長しました。

このような歴史的背景をもった我が国のインターン制度ですが、最大の問題点は「身分の不安定さ」にありました。激しい競争倍率を勝ち抜いて医学部に入学し、高額の学費負担に耐え、学位を取得したにもかかわらず、インターン時代は「無給」であったのです。そのため学生たちは、過酷なインターンをこなしながらアルバイト等で生計を立てねばならなかったのです。

さまざまな矛盾を抱えながら戦後二〇年近く続いた我が国のインターン制度でしたが、前述の一九六八（昭和四三）年に転機が訪れました。大学側は、このインターン制度に代わる「登録医制度」を導入しようとしたのです。ここでいわれる「登録医制度」の内容は、インターン制度の実質一年延長化しただけのものでした。

そのため、全国の医学生たちは激しい怒りとともに学園紛争に身を投じていったのです。

このようなたいへんな時代に、私は母校・京大医学部へ、最初で最後の全国公募で選ばれた「助手」として帰ることになったのです。理由は母校の医局が機能停止状態に陥っていたからです。叛乱の火の手をあげた後輩たちは、学位や「専門医」資格の返上とともに人事権の放棄を教授たちに激しく要求していました。元々、大学の医局制度は教授を頂点としたピラミッド構造です。教授のしたに助教授、講師、助手などが所属するという仕組みです。医局の責任者として教授が予算・研究・教育・人事の権限を掌握し、運営していくシステムです。

会社組織を例にたとえれば、医局という「本社」の社長として、附属病院などの「支社」の運営にも関与していくという制度です。母校の後輩たちは、この医局制度を暴力という実力行使によって否定し、教授から一時的にせよ人事権を取りあげることに成功してしまったのでした。

そうして迎えた翌一九六九（昭和四四）年、私の勤務していた静岡労災病院に一通の知らせがきました。学園紛争真っただ中にある京大脳神経外科が、教室全体で「助手」を採用するという全国公募の知らせでした。

このとき、私自身は労災病院で働き続けたい希望をもっていましたが、結果として福光太郎先生の推薦を受け応募することになりました。そして徹夜の選考を経て、無事採用となり、私は母校へと帰ることになったのです。

私がなぜ採用されたのか。それはわかりません。特別、教授に親しくしていただいていたわけではありませんし、学生運動に身を投じていた後輩たちに心情的に共感していたわけでもありません。ただ、一つだけわかっていることがあります。私の選考は相当難航したということです。なぜなら、当時の関係者は今もなお、固く口を閉ざして私の採用理由を語ってくれないからです。

私自身、助手時代はあまり心地の良いものではありませんでした。そのため、多くのことを語ることはできないのですが、代わりに当時の私の様子を伝えてくれる貴重な資料があります。それは「土佐の大和魂」と題した福光太郎先生のメッセージで、私がのちに赴任することになる高知医科大学の「脳神経外科開講一〇周年記念祝賀会」のために頂戴した、激励のお手紙でした。若干長くなりますが、ここでご紹介したいと思います。

「大和魂は、（終戦の）昭和二〇年夏を最後に、地上から消滅したと考えられていますが、それでもなお、未だにその残党を見かけることがあります。高知医大の森惟明教授もその一人であると思われます。森先生と私とは、昭和四二年からのお付きあいです。当時、レンゲ畑に囲まれた、できたばかりの静岡労災病院に、卒後一〇年目の私と、卒後六年目の森先生と二人で脳外科をスタートさせました。彼の抜群の学問的能力については、あまりにもよく知られているので、ここでは触れませんの(著書を積みあげれば、すでに背の高さを超えているのではないでしょうか)。しかし、スマートで、おしゃれで、いつもにこやかな先生に、驚くほど剛直な線が一本スキッと通っているのを私は知っています。静岡労災病院へこられて二年近く経った頃、京大から、脳神経外科助手の全国公募の通知がきました。

大学紛争が燃え盛り、助手も教授の任命ではありませんでした。森先生は丁度卒後八年、京大へ帰る潮時でしたが、誰が紛争の最中に、人身攻撃の的にされるようなポジションに就くことを好むでしょうか。私は『火中の栗を拾うような、好ましからぬ環境だけれど、一度は通るべき道だから、応募してみないか』と、森先生に勧めてみましたところ『自分としては、あと二年くらいはここに置いて欲しいと思っていますが、先生が推薦してくださるなら受けます』という返事でしたので、思い切って推薦状を書き、彼は京大助手に選ばれました。紛争中の大学での彼の立場は想像できますが、彼は紛争の中の京大へ背筋を伸ばして帰っていきました。紛争中の大学での彼の立場は想像できますが、彼は愚痴はこぼさず『患者も居らず、手術もないのでゴルフのまねごとを楽しんでいる』とか『機動隊に排除される女子学生の下着が見えた』とか、余裕たっぷりの便りを受け取っています。

やがて紛争も静まり、すでに一家を為した脳神経外科の専門医ながら、小児脳神経外科を学ぶために、一人のレジデント(研修医)としてシカゴのレイモンディ教授のところへ、一家全員を引き連れて渡米、『老兵には、若いアメリカ人レジデントと同じ不眠不休の生活はこたえますが、大和魂で頑張ります。決してあとへは引けません』という、吉田松陰もかくやという手紙も度々いただきました。

そうしながらも、たくさんの論文や研究発表をこなしていかれたようです。高知医大へいかれるときも、単身赴任ではなく、当然のように一家そろって高知へ移り、やがて土佐人・森惟明として、家を立て、一家を構えられました。

『そのときそのときの絵を描いていけば良いと思います』というのが彼の口ぐせでした。人を出し抜き、人を陥れて出世していく人も多い時代に、自分の能力一本で高く伸びていく『シルクのハンカチが似あう鉄の男』森惟明教授の、開講一〇周年を心からお祝いします。

ただ、想像するところ『人使い』は恐ろしく荒いと思います。みんな自分と同様、有能だと考えておられるためでしょうか。森教授をしのぐ若い力の台頭を祈っています。現存する人を褒めるのは気が進まないのですが、病気もちの私には次の機会が与えられないかも知れませんので、あえて私的な内容としました」

このメッセージは私の一生涯の宝物です。今でも折りに触れ、読み返しては私の心の励みとしています。

その理由は、私が一番つらかった時代を想起させ「大丈夫、まだまだこれからだ」「かつて、これほどのつらさに耐え抜いたのだから、今度も絶対に大丈夫だ」と私を鼓舞してくれるからであり、同時にこのメッセージが福光先生の遺言書ともなったからです。
実は、このメッセージをいただいた一九九一（平成三）年、福光先生はたいへん重い病に侵されておられました。先生は、自らの死期を悟られながらも生涯医師として研究者として生き続けられました。結局、福光先生はこのメッセージの翌年九月にお亡くなりになるのですが、今読み返してみても、とても死期を悟った人間のメッセージとは思えないのです。独特のユーモア、心の余裕と、何より後輩である私への労りと優しさに充ち満ちているように感じられてならないのです。だから私はこのメッセージを自分の宝物として、折りに触れ、往年の福光先生を偲ぶ縁《よすが》としています。

京大に助手として帰還した私の眼前に広がっていた光景は、母校の荒廃した学園風景でした。窓ガラスという窓ガラスが無残にも割られ、ところ構わず椅子や机がひっくり返され、教室や研究室への入り口はバリケードで封鎖。学部掲示板は「全学連（全日本学生自治会総連合）」の正当性と政治的主張を書き殴ったアジビラで埋め尽くされ、学内にはまるで判を押したようにヘルメットにマスク、角材や火炎瓶で武装し、無意味に徘徊する後輩たちがいました。当時の京大は、まさに「革命前夜」といったありさま。これが「最高学府」の姿なのかと愕然としました。

当然、このような環境で充実した研究生活など与えられることなどなく、浜松時代とは打って変わって無為に過ごす日々が訪れました。院生時代の私は、一日一日が一ヶ月にも二ヶ月にも感じられるほどの濃厚で濃密な時間を過ごしましたが、助手時代の私は一日一日が一ヶ月にも二ヶ月にも感じられるほどの退屈で無意味なときの流れに身を任せていました。紛争のため病棟には患者一人も入院させることができません。研究も当然しかりです。

唯一、助手らしい活動といえば、週に一回、恩師・半田肇先生のご自宅に医局員の何人かで連れ立ってお邪魔させていただき、脳神経外科の英文「成書」を輪読し、お互いに読みあった箇所をテーマに論じるという日々でした。

当時の私は、あまりにすることがなく体をもて余していたので、ゴルフの真似事に興じたりもしましたが、手もち無沙汰の日々を埋めあわせることはできても、心の寂しさまでは埋めることができませんでした。

そんな私の不意を突くように、人生の一大転機が訪れました。大学病院へ患者さんを受け入れられない状況のとき、私の知人が「くも膜下出血」に倒れたのです。

現在でもたいへん重篤な病の一つである「くも膜下出血」は、当時も当然重大な病です。そこで知人は、大きな不安とともに私を頼ってきました。困り果てた私は、結局、懐かしの北野病院へ連絡。当時、北野病院脳神経外科部長を務め、のちに神戸大学・脳神経外科初代教授となられた松本悟先生へ治療をお願いしました。松本先生にお願いをしたのは、先生が脳血管障害などの緊急救命医療に取り組まれていたことと、私と同じ荒木門下生の先輩であったためです。脳血管撮影の結果「前交通動脈瘤の破裂」と判明。頭部の「前交通動脈」という場所に「動脈瘤」というコブができ、同時にその瘤が破裂したため、即刻手術する必要があるということでした。私は、執刀の経過を見守りながら、その技術の確かさに松本先生に対する尊敬の念を新たにしました。同時に、自らのゆく末についても沈思黙考せずにはいられませんでした。

松本先生は元々は荒木門下生であったのですが、医局入局後はそのまま渡米。シカゴ・クックカウンティー病院（J・H・ストロンガーJr記念クック郡病院）で四年間レジデント（研修医）をなさった経験がありました。

シカゴ・クックカウンティー病院は、イリノイ州シカゴにある総合病院で、ラッシュ医科大学やシカゴ医科大学の教育研修受け入れをおこなっている病院です。また、日本と違い公的な医療保険制度の未整備の米国において、健康保険をもたない患者も平等に受け入れる医療機関としてアメリカ全土にその名を知られ、年間緊急外来患者は何と一一万人にもおよび、貧困世帯のセーフティネットともなっている病院です。一方で、旧館のロマネスク様式を市民に愛された同病院は、ハリソン・フォード主演のハリウッド映画「逃亡者」や、アメリカのドラマ「ER緊急救命室」でもその名を知られています。

松本先生は、その病院でライモンディ博士の薫陶を受け、この時代に、のちに脊髄の先天奇形の代表疾患「二分脊椎」と、主に小児の疾患としてあげられる「水頭症」を研究する土台を築かれました。そしてこの青春時代に築いた磐石な学問的土台を元に、その後、日本における小児神経外科疾患研究のパイオニアとして大きく自分の未来を切り開かれ、定年退官後は「日本二分脊椎・水頭症研究振興財団」会長を努めておられます。

私は、松本先生の見事な執刀を拝見しながら、同時に「医師」としての自分の未来に思いをいたさずにはいられませんでした。

開業医の道を選ばず、研究者として時代の最先端をいく脳神経外科学を選び、医学者としての自己実現を図ろうとしたにもかかわらずその研究ができない。研究どころか一医師としても仕事ができない。かつての北野病院で、あれほど多忙で充実した日々を送っていたのに、今はそれもない。何より、自らが青春時代を過ごした母校が荒廃していく様を見つめるのは、耐えがたい寂しさがありました。

今になって振り返れば笑い話でしかないのですが、当時は大学教育がこのまま衰退へと向かっていくのだとばかり思っていました。それほど学園紛争とは激しいの一語に尽きましたし、初期の世論も学生側に同情的でした。

元々、紛争の発端が医学部学生の生活待遇の改善要求という切実さから出たものでしたし、当時は大学進学率自体がまだまだ低い時代で、報道機関にもその報道を目にする一般庶民にも「学生さんは国の宝や」「少々のことは多めに見よう」的な心情が色濃く残っていた時代でもありました。何より、学生特有の純真さというか形式的な理想を追い求める陰に隠れて、内部リンチや派閥間抗争などの陰湿さや残虐性があきらかになっていない時代でもありました。そのため、当時の学園紛争が一時的ではあったにせよ、日本社会の中であなどれない「市民権」を獲得しつつあったのです。結局、私は断ちがたい思いを断ち、母校を離れ永住をすべく米国へ留学することを決断しました。私の手はメスを握るためにあるのであって、ゴルフクラブを握るためにあるのではなかったからです。

実は私は、インターン時代に「ＥＣＦＭＧ」試験に合格していました。この試験は外国の医学生が、アメリカへレジデント（研修医）として臨床留学するための資格認定試験です。

元々、日本の医師免許保持者に許されている留学には、大学医局から派遣される研究留学と、一人の医師として現場に立ち患者を診療するという臨床留学の二通りがありますが、日常的に英語でのコミュニケーション能力を問われ、診断能力を問われ、同時に適切なカルテの作成など、多彩で適切な表現能力を求められる臨床留学の方が、より一層自己研鑽できると私は判断しました。

そのため、まるで武者修行に出るようなつもりでアメリカへの留学を一大決心し、留学先をご紹介いただけないかと松本先生にお願いをしました。同時に、せっかく遠いアメリカにまで留学するのだから、今まで未開拓だった分野や、人がやりたくない領域に携わりたいとも申し出ました。そうしたところ、即座にご快諾くださった松本先生は、ご自身の恩師アンソニー・J・ライモンディ博士への推薦状を書いてくださり、私の米国留学が実現することになったのです。

ライモンディ博士は、のちにアメリカ小児神経外科学会や国際小児神経外科学会の創立者となる方で、私が米国留学をした一九七〇年代初頭には、ノースウェスタン大学のシカゴ小児病院・脳神経外科の責任者をなさっていました。

ノースウェスタン大学は創立一六〇年近くの歴史をもつアメリカの名門大学として知られ、同校の「ケロッグ経営大学院」はビジネススクール世界トップ3の一角を長年占めていることで著名な大学です。この名門校で、私はレジデントとして新たな生活を過ごすことになったのです。ボスとしてのライモンディ博士はアメリカ生まれのイタリア系二世で、一見するとまるで映画スターのような華やかさと洗練されたスタイルをもっておられました。

私にもし映画監督の才能があったならば、博士をモデルに一本映画を撮ってみたいと思わせるほどの強烈なパーソナリティをいつも放っておられました。ラテン特有の明るく気さくで、ものごとにこだわらないおおらかで開放的な気質をもっておられ、諸事にくよくよしない関西育ちのネアカ気質だった私とも不思議とウマがあい、色々と楽しい思い出を築きました。博士は万事おおらかであるゆえか、ときどき、私との約束をすっぽかされるようなこともありましたが、それでもなぜか憎めない愛嬌さがありました。同時に医師としての博士は極めて優秀な指導力と統率力を発揮され、先述したようにご自身の専門分野に関する学術団体の立ちあげと発展に奔走なさったりもしました。

プライベートでの博士は非常に社交的で、女性とのコミュニケーションがたいへん絶妙だったと思います。女性の権利意識が進んでいるアメリカにおいて、普段からさりげなく女性の肩に手をかけ、それでいて女性に不快感を与えたり、セクシャル・ハラスメントだと抵抗されることもなく、ヘンなところで妙に感心したりもしていました。とにかくライモンディ博士はおしゃれで伊達男でした。今風にいえば「イケメン」中年医師といえるのかも知れません。

今、私はこの原稿を書きながら、博士がご出席なさったホーム・パーティの写真を見ているのですが、本当に姿のかっこいい方です。

胸元を大きく開けたアニマル柄のシャツに、大きなペンダント。そして白のパンタロン。ファッションに関しては、今から見れば若干、古臭さを感じたりしますが、それでもスタイルの良い、医師としても研究者としても、何より一個の男性として尊敬できる素晴らしいボスでした。博士はその後、ご自分の秘書と再婚され、「ロミオとジュリエット」の世界的ロマンスでその名を知られたイタリアのベローナ地方に転居なさり、また移住先では、イタリアの大詩人で「神曲」を書いたダンテがかつて居住していたという豪邸を買い取り、広大なブドウ畑を眺めながら奥様と楽しく人生を最後の最後まで謳歌なさいました。

私はノースウェスタン大学時代、この快男子・ライモンディ博士に親しく薫陶を受けたのですが、教え子の日常生活の細やかな部分にまで配慮なさる博士のお計らいで、留学生活は順調にスタートさせることができました。

留学当初、私は博士から七年間の研修プログラムを組んでいただいていました。通常であれば、初年度は無給かそれに近い状態です。にもかかわらず、私が大学院卒業後一〇年を経ていたこと、また、日本ですでに学位や脳神経外科学分野における「専門医」の資格を保持していたことから、留学初年度にして四年目の留学生と同等の給与を出してもらっていました。このことは、背水の陣を敷き、家内と二人の娘を連れ、一家そろって留学していた私には非常に助かりました。

このようなところにもライモンディ博士の人間としての温かみがあるように思い、とても嬉しく思ったものです。同時に、私がそれまで密かな誇りとしていた一家の長として経済的責任を果たすということも、博士のご配慮によって家族に生活の不安を与えずに済むこととなり、ホッと安堵もしました。

留学先のシカゴ小児病院では、半年を過ぎた頃から研究室内で電子顕微鏡を用い、実験用の水頭症マウスを形態学的アプローチから研究をおこなうこととなり、改めて水頭症を初歩から学び直すというところからはじめました。

当時は研究室で一緒になった、熟練の女性技術員に電子顕微鏡のＡＢＣから教わり、思わず中学時代の生物部にもどったような、何かいいようのない懐かしさやワクワクした気もちを抱いたりもしました。

その後は私のセカンドスペシャリティ、第二の専門分野となる小児神経学の指導も受けるようになり、同時に二年目からは、のちにノースウェスタン大学教授でライモンディ博士の後継としてシカゴ小児病院・脳神経外科部長に就任することになるデイビット・Ｇ・マクローン博士と一緒にレジデントとして、私の本格的な研修医生活がはじまりました。マクローン博士と私は一日おきの泊り込み勤務。休日も毎回二人しての「オン・コール」状態の日々が一年ほど続きました。

当初の私は、家に帰れば何を食べているのかわからないほど疲れ切った頭で食事を摂り、そしてそのまま泥のように眠り続けるという有り様。まさか、遠い異国で英語でのコミュニケーションを取るということが、これほどまでに過酷なものだとは思いもしませんでした。いつ朝がきて夜になったのかわからないほど、心身ともに疲弊しきり、毎勤務後の「オン・コール」ルームと呼ばれる当直室から解放される際には、まるで監獄から出所する囚人のような気もちで家路についていた記憶があります。

けれども、これも自ら望んで選んだ道と、何とか乗り切ることができました。

その甲斐もあり、当時の私はシカゴ小児病院の膨大な数の症例に携わることができ、短期間にライモンディ博士仕込みの小児脳神経外科学を習得することができました。当時は主に脳血管撮影が検査の主流となっており、中でも水頭症に関する脳血管撮影の診断は、ライモンディ博士の所見が世界の最先端をいっていたことから、日々の博士の御指導に目からウロコが落ちる思いをしておりました。

同時に博士の手術助手として、水頭症のシャント手術の執刀にも関わらせていただきました。元々私たち京大・脳神経外科学教室の荒木・半田門下生は、水頭症に関しては熟達したスキルをもっており、私自身も大学院入試の口頭試問にて荒木千里教授相手に水頭症の受け答えをして以来の馴染み深い病気です。そのため、もう一度、この水頭症の治療に関してライモンディ博士の指導を徹底的に受けきろうと、連日のようにシャント手術に関わっておりました。

水頭症は、脳脊髄液という脳を保護している「液体」が何らかの原因によって増量し続けてしまう病気です。本来、人間はどんなスーパー・コンピューターよりも超高精密な「機械」であって、脳に関しても何も余分なものを増やしたり、必要なものを減らしてしまったりということがないようになっている、極めて合理的に設計された生物です。しかし水頭症は、この脳内の循環システムに何らかの異常が生じ、プラスマイナスゼロ状態に保っていた脳脊髄液という「液体」の異様な増加によって、増えすぎてしまった「液体」のいき場がなくなり、頭部が大きく肥大化してしまうという病気です。

頭部の肥大化は当然、脳を圧迫しますから、小児の脳の発達を障害し、失明や激しい頭痛など、体の諸機能に対してさまざまな形で悪影響を与え続けます。そのため、水頭症の治療には、シャントという「管」を人工的に埋設し、頭部の脳室と腹腔部をシャントでつなぎ、増量した「液体」を腹腔部へと逃がすという手術が必要になってきます。

シカゴ小児病院での私は、主としてこのシャントの埋設手術に関わっておりました。「ヴァージン・ケース」という患者さんへの第一回目の埋設術も当然ありましたし、ときには一度埋設したシャントが閉塞し、そのシャントを再建するための手術に関わったりもしました。

ともあれ、毎日をシャントに追われていた私は、ふと鏡を見ながら「まるで、生まれてこの方シャントしか知らない、シャント職人による、シャント・ビジネスじゃないか！」と愉快に笑ったりもしました。そんなジョークがいえるような余裕が私に生まれつつあった三年目。再びの転機が訪れました。

遠く離れた母校の恩師・半田肇先生から「(学園紛争が終焉を迎え) 大学も落ち着いてきた

しそろそろ戻ってこないか？」とのお誘いがきたのです。先生の懐かしい文面から心にグッと込みあげるものがあり、郷愁が漂うのと同時に、非常に迷いました。

なぜなら、ライモンディ博士もシカゴ小児病院も時代の最先端をひた走っておりましたし、同時に博士に組んでいただいた留学プログラムの半分も、まだ終えておりませんでした。何より、私も家族も自由で開放的な米国滞在生活を存分にエンジョイしていました。年に一回二週間ほどの休暇では、まったく仕事から解放されてウィスコンシン州、ケンタッキー州、サウス・カロライナ州などへのドライブ旅行や、いく先々での大自然の雄大な景色。牧場での乗馬に旅先で出会う人との交流。教育環境に恵まれたこともあり、二人の娘は驚くほどの英語吸収能力で幼稚園・小学校に自然に溶け込み、良き友人たちに囲まれていました。

だから、日本へ帰国すべきかどうか、本当に迷いました。元々、いつ終わるとも知れぬ母校の学園紛争と決別するためにやってきた米国です。私自身はこのまま米国に永住し市民権を取得しても良いとすら最初は思っていました。ただやはり、教え子として恩師の思いに応えねばならないと思いましたし、また、老いた母も日本におりました。何より、当時の日本には小児脳神経外科学の専門医がほとんどおりませんでした。だからこの分野の開拓のために、今、帰国しても良いのではないかと私は思いはじめました。

いろいろなことを思案しながら、最後にライモンディ博士にご相談したところ、博士は穏やかな微笑みとともに優しく「それは君の決めることだよ」と一言。

私は日本へと帰国することにしました。こうして私の米国留学は二年ほどで終えることとなりましたが、今にして思えば、専門分野の脳神経外科学のみならず、日本や自分という存在を米国という異文化の視点で捉え直すことができたことは大きな収穫でした。

その後は、恩師・半田先生の下で京大脳神経外科の助手・講師・助教授として昇格を重ねながら、主として米国留学で体得した小児脳神経外科学の分野で論文に学会活動にと邁進していくことになりました。


本章のはじめに、「幸福脳」は人間の本然的な生命作用だとお話をさせていただきました。そして「幸福脳」の「脳力」を引き出すための、若干長くなりましたが、私の経歴についてお話をさせていただきました。なぜ個人的なことをここまで率直に読者の方々にお話させていただいたかといえば、たった一つ。「私にできたのですから、みなさんにだってできるんですよ」このことをお伝えしたかったからです。

「幸福脳」とは、自分の可能性を信じる脳の力であり、その脳の力を引き出すための心豊かな他人との交流であり、その交流によってココロとカラダの調和をもたらす生活スタイルの改善方法です。

私は私なりの方法でいろいろと得がたい人生の春秋を味わってきました。そこで、心がけていたことは一点だけです。それは「そのときそのときの絵を描いていけば良い」ということ。与えられた条件下でベストを尽くすということ。

かつて、脱サラから身を起こし阪急電鉄や世界のタカラヅカを創業した偉大な実業家、小林一三は語りました。

「まず、天下一の下足番になれ！　そうすれば誰も君を下足番のままになどしておかぬ」と。

私は「幸福脳」の定義がこの一言に凝縮されているように思うのです。

まずベストを尽くす。それは単に一人だけでベストを尽くすとか、世間的にいわれるところのベストを尽くすということではありません。脳の力を知り、豊かな人間関係を築き、心身を調和させながら自分の未来を切り開いていくという生活実践の方法です。

私にできる。だから誰にだってできる。

第二章でお話した「幸福脳を育てる9つの力」をどうぞ実践してください。

# 四章　幸福脳を育て 第二の人生を実り豊かに生きる

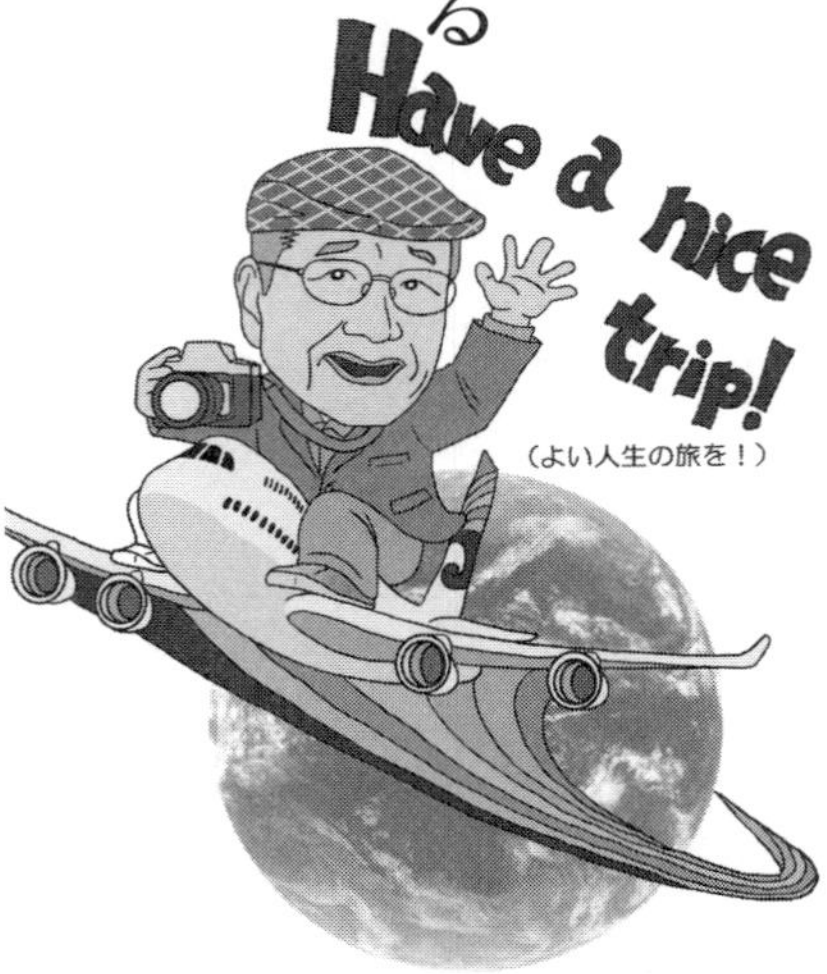
Have a nice trip!
（よい人生の旅を！）

## 宇宙的視点
## ——私とあなたはどこからきて、どこへと向かうのか

### リレーション（関係性）とルーツ（出自）の意味

私たち熟年世代は、どうしても長年に渡る習慣から、日常生活に埋没しがちです。日常生活に埋没するとは、日々の生活に新鮮な感動を忘れてしまうようになるという状態です。そして人間は、日常生活に埋没するようになると、自分自身の存在意義について考えることもなくなってくるように思います。

そのようなとき、ふと立ち止まって「自分はどこからきて、どこへと向かっていくのか」という点について考えていただきたいのです。そのような心の余裕をもつことが「幸福脳」、あるいは熟年世代の実り豊かな「セカンドライフ」のためには必要なのです。

案外、人間の抱く悩みとは、それほど深刻でなかったりする場合が多いものです。もちろん、大は人類が招いてしまった二度に渡る世界大戦や、小は個人の抱える深刻な悩みにいたるまで、いい加減に扱ってしまってはならないことも少なくありません。私はそれでもやはり、人間は

一度立ち止まって、自らの来し方と行く末に関する思索の一時がどうしても必要だと思うのです。実は、そうすることが個人が抱えている悩みが解決する近道だと、私の長年に渡る臨床脳神経外科医としての経験が教えてくれるのです。

宇宙は謎に満ちています。新鮮な驚きと感動に充ち満ちているのです。宇宙がどのように発生したのか？　「無」という、ゼロとも、非存在とも違った状態から宇宙がどのように生まれ、私たち人間がなぜこの世に存在するのか、いくら考えても結局のところ、それは想像の域を出ません。もちろん「天文学」や「天体物理学」などでは一応の説明がなされておりますし、両学問の偉大な研究者の方々の努力によって、日進月歩、私たちの「ルーツ（出自）」があきらかになりつつはあります。

宇宙の生成は一〇〇億年～二〇〇億年前に起こった「ビッグ・バン（宇宙規模の大爆発）」によって誕生し、以来、光の速さを超えるほどの驚異的な速度で大膨張し続けているといわれています。また、私たちの暮らす地球の生成についていえば、地球の誕生は四六億年前であり、太陽系に存在するチリやガスなどが集まって原始地球が誕生しました。さらに、私たちの「祖先」は三〇億年ほど前に、いくつかの「分子」が、何らかのきっかけでたまたま合成してしまい、それが「有機物」に変化して、その「有機物」が海の中に流れ込み、そこで「原始スープ」と呼ばれる生命体を作り出す存在が生まれたと仮説が立てられています。

ここからは「考古学」の範疇になるのかと思いますが、人類の誕生は五〇〇万年前くらいとされており、「ピテカントロプス」や「シナントロプス」などの原人への進化を経て、二〇万年前に誕生した「ネアンデルタール人」が本格的な「人類」、私たちの原型たる「ヒト（ホモ・サピエンス）」のはじまりだとされています。

私がなぜ、自らの専門分野である脳神経外科以外の天文学や考古学のお話をさせていただくのかといえば、両学問が「幸福脳」の成り立ちをあきらかにしていると私は受け止めているからです。その「成り立ち」とは、一言でいえば「リレーション（関係性）」です。

今まで私は、人間の心（脳）の中枢部が、大脳だとのお話を色々な場面でさせていただきました。同時に、その大脳には大脳の活動を助けるための神経細胞「ニューロン」と「シナプス」があることもお話をさせていただきました。この「ニューロン」が「シナプス」という介助を得て「ニューロン同士」が結合し、最大二八〇兆以上もの壮麗な神経細胞ネットワークを形成することもお話をしました。神経細胞ネットワークは、ある種「インターネット」のような世界規模の情報通信網と同じような役割をしています。

ともあれ、人間という存在は「何か」と「何か」が関わるという「関係性」によって作られているのです。「A」と「B」、「わたし」と「あなた」、「あなた」と「だれか」。ありとあらゆるもの同士が結合して一つの「ネットワーク」を作り出すように、私たち人間を創りだした「宇宙」や「惑星（地球）」や「生命体」も、すべてこの「関係性」のうえに成り立っているのです。

それはたとえば、宇宙でいうなら「膨張」という関係性、惑星でいうならチリとガスが「衝突」するという関係性、生命体でいうなら彼らが「弱肉強食」の生存競争の原理に基づいて、進化を繰り返してきたという「関係性」です。つまり、およそこの宇宙の森羅万象は「関係性」によって成り立っているのです。

好むと好まざるとに関わらず、そして知っていようが知るまいが、認めようが認めまいが、私たち人間はこの「関係性」とは無縁ではいられないのです。そしてこの「関係性」に依ってでしか、自分はこの世に存在し続けることができないのだという厳粛な現実があるのです。

では、私たち人間にとっての「関係性」とは具体的には何を指すのか？　それは実に簡単なことです。人間は一人では生きていけないという、非常にシンプルかつ使い古された真理です。ただ、人間が呼吸をしなければ絶命してしまうという「使い古された真理」が、何億年経とうとその必要性を失わないように、この「関係性」を理解するという真理も、変わることのない不滅の輝きをもっていると私は思うのです。

私たち人間が、この「関係性」と無縁でいられないならば、その「関係性」をより良いものへ変革し、悩みがあるならばときには立ち止まって、その悩みが発生するところの根本たる「関係性」についてゆっくり考える心の暇を作り、「幸福脳」の力を引き出し、自らを取り巻く現実環境に積極果敢にチャレンジする勇気をもって欲しいと思うのです。

## 職業の分化というリレーション（関係性）

私は文化人類学者ではないので、学術的根拠に基づいて、人類だけがなぜこの地球上でこれほどの文明を築くことができたのか、その詳細をあきらかにすることはできません。けれども、脳神経外科医の立場から人類の進歩について若干の感想を述べるならば、私は人類を進歩させたのは二つの要因だと思っています。それは両足で立つという「二足歩行」と、その二足歩行で余裕ができた両手を「モノをつかみ自在に加工する手」へと進化させたことだと思うのです。

では、この優れた両手・両足が私たち人類に何をもたらしたのか？ それは「職業の分化」だと思います。職業の分化とは、パン屋はパン屋になり、魚屋は魚屋になり、脳神経外科医は脳神経外科医になるという、職業の分担です。ではなぜ職業の分化が、人類必須の進歩条件だったかといえば、その分化が人類に「時間のゆとり」をもたらしたからです。

中国英知の格言に「衣食足りて礼節を知る」という言葉があります。人間は最低限の衣服や食事を確保することができてこそ、人間らしい振る舞いができるという意味です。たとえばこの衣服を、自分で作ろうとすれば相当の身体的・時間的・金銭的な負担を強いられることになります。衣服を作るために、まず木綿から栽培せねばなりませんし、栽培した木綿の収穫をし加工をし衣服へと仕立てあげる必要があります。その作業を、毎日の食事の確保や育児に追われながら、あるいは日常の危険な外敵や自然災害から自分と家族を守りながら、この作業に従事するのです。はっきりいって不可能です。そして徒労です。何より無意味で非生産的です。

私たち人類が、このような文化的スタイルを続けるかぎり、人類は進歩する時間的な余裕をもてません。ゆえに、パン屋はパンを専門的に作り、魚が食べたくなったらパンと交換し、頭が痛くなったらパンを診察料代わりに差し出して脳神経外科医に見てもらうというスタイルを生み出したのです。これが「職業の分化」の本質的な意義だと私は思います。

## 師弟というルーツ（出自）

では、その「職業の分化」というシステムを今日まで発展進歩させてきた原動力は何だったのでしょうか？　私は「師弟関係」だと思っています。

師弟関係とは師匠と弟子の関係、パン屋ならパン屋の師匠と弟子という、教え教えられる関係です。何か師弟かというと、思わず時代がかった大袈裟な印象を抱いてしまいがちな言葉ですが、およそ私たちが生きる社会のいたるところに、この師弟という人間関係、すなわち「リレーション（関係性）」が存在しています。

なぜなら、どのような分野のどのような人間も、先人の知恵・経験・業績に学ばざるを得ないからです。

先人の足跡を踏まえずに、自ら習得できる技術は存在しないからです。それは感性が問われる芸術でも例外ではありません。たとえば、音楽や書道や絵画などでも、すべてはじめは先人の技を真似るという基本のマスターからスタートして、そして自らの独自性を開花させていきます。およそ人間が生み出す文化・文明は、この師弟という関係と無縁ではいられないのです。

その師弟関係、この最たるものの一つと呼べる場所に、大学医学部があると私は思っています。大学医学部は今でもこの「師弟関係」に非常にやかましいところです。その人間の恩師は誰なのか、自分が恩師から何を学び、何を身につけてきたのか、何よりもその人間が恩師をどのように敬い、感謝し、宣揚しているのかということが非常に厳しく問われます。およそ大学医学部において、師匠を蔑ろにしたり、その存在を粗略に扱うなどということは有り得ないことです。

一般に、今でも大学は「象牙の塔」といわれ、ドラマや小説でいうところの「白い巨塔」的な世界観があるのは否めません。現実の一側面として、いわゆる「学閥」や「人事抗争」的な問題があることは否定しません。

しかし、人間関係はそのような表層的で短絡的なものだけではありません。むしろ、なぜ大学医学部がここまで「師弟関係」に口やかましいのかといえば、結局はそこに各人の「ルーツ（出自)」が関わってくるからです。「学閥」の問題も、さかのぼっていくところの究極にあるものは同じくこの「ルーツ」なのです。

ルーツ、それは、その人間がどのような恩師をもち、その恩師から何を学び、何を身につけてきたのか、そのことに対する努力。人間としての謙虚さや誠実さを問うているのです。一個の人間がどのような恩師をもつかという問題は、結局、その人間がどのような先人の知恵を継承し、受け継ぐ人間なのかという客観的な「パスポート(身分証明書)」でもあるのです。

ゆえに、師匠を蔑ろにする人間は信用されません。なぜならその行為は、自らのルーツを否定しているに等しいからであり、同時に、受け継ぐべき先人の価値をもたない人間だということの証明に他ならないからです。さらにいうなら、そのような受け継ぐべき価値をもたない人間は、そのまま未来に残すべき価値ももたないと判断をされてしまうからです。

現在・過去・未来という時間軸があり、その時間軸は「師匠」と「弟子」という価値に置き替えられます。「過去」が「現在」を突き飛ばして一足飛びに「未来」へといけないように、必ず先人の叡智、学問的業績は、師匠から弟子へ、弟子から弟子へと受け継がれていくのです。着実にして堅実な一歩一歩の努力ができない人間に何事もなしとげられるわけがない。そのような印象を、師匠を蔑ろにする人間はもたれてしまうのです。ゆえに、一流であればあるほど、その人間の師弟関係が問われるのです。

そして、その師弟関係を磐石に築きあげることができる人は、その他の人間関係も必ず磐石に築きあげることができます。すなわち「家族関係」「親戚関係」「隣人関係」「友人関係」、そして「職場関係」にいたるまで、ありとあらゆる人間関係を円満に構築することができます。その理由は、あらゆる人間関係の中で師弟関係ほどむずかしく、壊れやすく、そして継続的な努力を要求される関係は他にないからです。ゆえに、師弟関係をしっかり結ぶことができる人は誰からも信頼を勝ち取ることができるのです。

## 私が恩師から受け継ぎ、守ってきたもの

この本は、熟年世代の実り豊かにして心身の充実した「セカンドライフ」についてお話をする内容になっていますが、ある一側面においては、私、森惟明の「自分史」的な様相ももっています。でもこの本は、「脳神経外科医・森惟明」の本ではありません。この本は「脳神経外科医・森惟明を育てた人々の物語」です。すなわち、私の家族、私の友人、私の恩師という数え切れないくらい多くの素晴らしい人々の物語です。

私は自身の業績を誇るつもりは毛頭ありませんが、私の恩師の素晴らしさは思う存分誇るつもりです。いつでもどこでも誰に対してでも、私は恩師・半田肇先生の素晴らしさを語って参りました。私を一人前の脳神経外科医に育てあげ、高知医科大の教授にまで引きあげてくださっ

た半田先生のご恩を忘れたことはただの一度もありません。結局、恩を知るとは自らの「ルーツ（出自）」を知るということなのです。

「恩」という字は「因」と「心」という字に別けられますが、その意味は「自分を育ててくれた原因を知る心」だと私は思うのです。ゆえに私は第二の故郷・南国土佐の地で、それこそゼロから「脳神経外科文化」の興隆に、微力ながら全力を尽くしてきました。大学医局運営を通じて人材を高知県内の各地に送り込み、基幹病院を整備し、事実のうえで脳神経外科学によって高知県の人々の病を救ってきました。すべて、恩師・半田先生のご恩に報いその名を辱めないためです。

## 「リレーション（関係性）」の継続に必要なこと

私はこの章の冒頭に、私たち熟年世代が、どうしても日常生活に埋没しがちだというお話をしました。日常生活への埋没とは、結局、ある種のマンネリズムであり、目的意識の希薄化だと思っています。自分が何のために生きるのか、自分がこの人生において何をなしとげたいのか、そのことに対する意識の薄れだと私は思うのです。その日常生活への埋没を防ぐために必要なことは何かといえば、私は二つの努力をあげたいと思います。

その努力とは「コモンセンス（あたり前のこと）」と「バランス感覚」です。まずコモンセンスについていえば、コモンセンスとは本来「良識」とか「常識」と訳される言葉です。

では何が良識かといえば、「約束をしたら守る」「施しを受けたらお礼をいう」「人に会ったらあいさつをする」など、こういった人間関係において当然とされる常識感覚のことです。残念ながら、あたり前である価値ゆえに日常生活の中であいまいにされてしまったり、あまり意識されなかったりと軽んじられる傾向が多いように思いますが、小事が大事です。

そもそも「リレーション（関係性）」とは「あたり前」のことなのです。つまり、あたり前のことができないのに「リレーション（関係性）」を継続させることなどできるわけがないのです。ゆえに私は小さなことほど大切にしてきました。そして、それらの「コモンセンス（あたり前のこと）」を守り続ける「バランス感覚」を大切にしてきました。極端にならず、過不足なくコモンセンスを実行するバランス感覚、平衡感覚を実践してきたのです。

## ゆき詰まったときこそ自分に微笑を

私たち熟年世代が日常生活に埋没してしまったり、その埋没の中に苦しみや悩みを抱え、自らの人生にゆき詰まりを感じたときこそ、私は自らの「ルーツ（出自）」を問うていただきたいと思います。

自分はどこからきて、どこへいくのか。自分は誰によって育てられ、誰を育てていくのか。

そして自分は自らの人生において、何をなし、何を得て、何に満足して我が人生の千秋楽を迎えたいのか、自らの人生の再確認をして欲しいのです。その中から心豊かな自分らしい人生の価値を取り出し、明るく・元気で・のびのびとした「セカンドライフ」を楽しく送って欲しいと思うのです。

誰にだってどんな人にだって特技・才能があります。何がしかの長所・美質があるのです。人間の弱さとして、自分の特技や才能を自覚しにくいという傾向性はありますが、それでもどんな人でも微笑を作ることはできます。

手前味噌で恐縮ですが、私自身、米国留学時代は「一〇〇万ドルの笑顔」と褒められ、帰国後も「先生の笑顔に接していると心が和む」と患者さんからいわれた経験があります。笑顔に他人を元気にする力があるならば、それはそのまま自分を元気にする力もあるはずなのです。ゆき詰まったときこそ、鏡に自分を写し、にっこり微笑を浮かべて自分を励ましてあげて欲しいのです。なぜならそこに、日常生活への埋没からの脱却という「幸福脳」の力が必ず存在するからです。

人間の存在意義がどのようなもので、各人の人生目的がどのようなものであるべきなのか、それは私にはわかりません。恐らく誰にもわからないことだとも思います。ただ、それでもこれだけははっきりということができます。それは、人類が「ルーツ(出自)」を「リレーション(関係性）」によってバケツ・リレー式に伝達してきたのであり、有限である人間の生命をほぼ無限の永遠ならしめてきたのは、人間の体験や経験を「知識」という形に情報化・データ化することができたからです。

すなわち、私たちは、次世代の「知識」として生き抜くことができるのです。それも永遠にです。ゆえに私たちは、自らの役割を命尽きるまで果たしていくためにも、毎日を笑顔で元気に暮らしていくべきだと思っているのです。それが永遠性の原動力になり得ると私は信じるからです。

## 来し方を整理する～私のこれから

### オシャレで既成の自分を打ち破りたい

この本もいよいよ終わりに近づき、残念ながら読者のみなさんともお別れのときがやってきました。

すでに「幸福脳」の在り方については語り尽くしましたし、私を脳神経外科医に育ててあげてくださった方々への思いもすべてお話しました。

もう何もお話することはないのですが、それでも最後に、私がこれから何をしたいのかということについてお話をし、この本の締め括りにしようと思います。

突然ですが、私はオシャレを楽しみたいと思います。高級ブランドに身を包むとか、ぜいたく品を買い漁りそれを陳列して楽しみたいとか、そのような意味でオシャレを楽しみたいのではありません。また、服を着ること自体を楽しみたいのでもありません。私はオシャレを楽しむことで自分の既成の価値を壊してみたいと考えています。価値観の打破の中から、新たな自分を発見し新鮮な感動を得たいと思っているのです。

本書をお読みいただいた読者のみなさんならば、私が脳神経外科医であることはご存知だと思います。また、私が繰り返し述べてきた「ニューロン」と「シナプス」の関係性についてもご存知のことと思います。大脳にある巨大な情報通信網は、人間が刺激を受けることで「シナプス」が「ニューロン」同士を結合させ、最大二八〇兆もの壮麗な情報通信ネットワークを作りあげる働きをもっています。

私は、脳神経外科の大学教授として、今まで見るべきものはほとんど見てきました。当然、聞くものもほとんど耳にしてきましたし、語るべきものもほとんど語ってきました。無論、まだまだ人間の脳の偉大な可能性については、未知の分野が数多く残されておりますから、学ぶべきことが多いのは事実です。けれども、私自身の「脳神経外科教授」としての役割はすべて果たし終えました。

恩師・半田肇先生のご意思を受け継ぎ、南国土佐の地に「脳神経外科文化」を勃興させるという使命は果たしました。同時に、先生のご意思を受け継ぐ教え子たちも育てあげました。私が育てた教え子たちはほぼ全員、私の第二の故郷高知に根づき、郷土の人たちの健康を守るため日夜働き続けてくれています。みな、私の誇る教え子たちです。私以上に素晴らしい教え子たちです。ゆえに何の心配もしておりません。

私、森惟明の「脳神経外科医としてのニューロンネットワーク」は完成されてしまったのです。完成されてしまったがために、これ以上のニューロン同士の結合が存在しないのです。ゆえに、私は新たな世界に飛び込みたい。新たな世界の新たな価値観で、新たな人々に出会い新鮮な感動を得たいのです。少年のような瑞々しい躍動感をもって、また新たな別個の「神経細胞ネットワーク」を作りあげたいのです。

人間の心（脳）は生涯成長し続けます。脳神経外科医としての私も、生涯成長し続けたいと思っているのです。そのために、今までの世界とはまったく違った「オシャレ」の世界に飛び込み、その世界で、新たな「価値」と「意味」をつかみたいのです。ネクタイ、服、靴、カバン、あらゆる身のまわりの品に気を使い、それらをコーディネートすることに注意を払い、TPOにあわせたファッションを楽しむ、その心がけの中で新たな何かをつかみたいのです。そしてそのような心がけをもち続けるかぎり、人間は心豊かな交流をすることができますし、それこそが実り多き「セカンドライフ」の根本になると私は信じているのです。

私自身、情報発信のツールとして「インターネット」の世界と出会ったのは定年退官後です。高知医科大の定年退官後にパソコン教室へ通い続け、基礎からＷｅｂ（ホームページ）技術を学び、メールマガジンを配信するまでになりました。何事も継続するのが私の取り柄ですので、そうして続けたメールマガジンはもう七年以上もの長きに渡って続けております。人間が何かをはじめることに対して、もう遅いとか、今からでは無理だということはないのです。意思あるかぎり、そこに必ず道は拓けるからです。

私は、人生の最期の最後まで、我が人生の千秋楽まで常に新しいことにチャレンジし、常に若々しくフレッシュな状態でいたいと思います。少年のような瑞々しさで、明るく・元気で・のびのびと楽しく過ごしたいと思います。そしてその楽しさを家族と共有したいと思っているのです。

一家の長として、私は「大黒柱」であろうと努力をし続けてきました。すなわち、父親が存在するだけで家族が安全で安心して暮らせるよう生きていけるよう心がけてきました。その精神的安定を与えるという、父として夫としての使命感をもって生きてきました。そしてその目的はほぼ達成できたと思います。もちろん、その間、さまざまな悩みや課題があったことは事実です。

人間の来し方行く末、人生の春秋においては悩みや苦しみが尽きませんし、事実、私もさまざまな課題に直面してきました。けれどもそれらの課題は家族とともに楽しく乗り越えてくることができました。だからこそ私は、人生の熟年期を苦楽をともにしてきた家族とわかちあいたいのです。そのわかちあう喜びの「クオリティ（質）」を高めるために、私はまず自分自身の「クオリティ」を高めていきたいのです。それが家族、家内や娘たちに対する私なりの感謝の形なのです。

## 人間は生き様が死に様だと思うのです。

私には娘がおります。その次女は、今、懸命に病と闘っています。元々利発で活発な子でした。私のシカゴ留学時代に米国文化に魅了された次女は、高校二年生になったとき、再び自分自身が米国に留学してホームステイしたいといい出しました。私は、親として手放したくないという愛情や、若い女の子の一人旅という不安から散々に迷いましたが、結局、次女の人生における一大挑戦ともいえる決断を、親が否定し、その才能の芽を摘んでしまっては一生後悔すると考え、止むなく許すことといたしました。

米国の高校を卒業した次女は、そのまま帰国せず大学進学を申し出てきました。当時は、日本からの送金が充分にはおこなえない時代でしたから、次女自身アルバイトをしながら生計を立て演劇の勉強をし、一生懸命彼女なりの青春を謳歌していました。その後米国の生活にも慣れ、人生の伴侶としたいボーイフレンドにも恵まれた次女は、そのまま米国籍を取得したいといってきました。けれども、その矢先、不幸にも大病に襲われ手術は成功したものの、帰国せねばならない状態へと陥ったのです。

その後、娘と私の間にはさまざまな人生の風景が展開されましたが、未だに社会活動をおこなう状態には快復しておりません。脳神経外科という医学の世界を離れた一人の父として、なぜ、かわいい次女が病に苦しまねばならないのか、最初はその意味をなかなかつかむことができず、私も苦しんだ時期がありました。しかし、次女も好き好んで病に倒れたわけではありません。何より、私自身、次女の病によって、人が病を得てしまうとはどのようなことかがわかりました。同時に、次女に対する、より一層の愛情や寄り添ってあげたいという気もちが湧きあがってきました。この気もちは、お金で買うことのできない得難い価値だと思っています。

人間は生きてきたようにしか死ねないといいます。私が次女に残す最後の贈りものは、私の生き様を見せることです。すなわち自分自身の「幸福脳」の在り方、つまり実り豊かな「セカンドライフ」の過ごし方を見せ、人間の心（脳）の偉大さ、豊かさ、力強さを示し、次女を励ましてあげることです。それが一人の父親として娘に贈れる、最大のプレゼントだと思っています。

人生は何もないことが幸福なのではありません。何があっても悠々と乗り越えていける心（脳）の強さをもつことが幸福なのです。

どうか読者のみなさんが「幸福脳」を育て、ご自分とご自分の大切な方々を幸福にしていくことを願って止みません。

著者プロフィール

# 森 惟明

もり・これあき

1934(昭和9)年4月16日生まれ。大阪市北区出身。脳神経外科医。京都大学医学部卒。医学博士。高知大学名誉教授。大学在学時、「北野病院」でインターン中、西村周郎氏と運命的な出会いを果たし、脳神経外科医を志す。同氏の推薦で母校の大学院へ進学後は、「日本脳神経外科学会」創立者の一人、荒木千里教授、京都大学初代脳神経外科・半田肇教授の薫陶を受ける。

その後は荒木門下の人的ネットワークに支えられ、数多くの出会いと経験に恵まれ、米国留学を決意。「国際小児神経外科学会」創立者ライモンディ教授に師事。世界最先端の小児神経外科学を修める。帰国後は新設の高知医科大学へ赴任。厚生省「特定疾患難治性水頭症調査研究班」班長等の公職をつとめながら、県内の脳神経外科拠点病院の整備に奔走。著書、役職多数。

ホームページ◎http://www.i-kochi.or.jp/prv/morik/

編集制作◎有限会社風工房 山下真史、矢島裕美子(DTP)

カバー・本文イラスト◎杉本 徹

カバー・本文デザイン◎サイクルデザイン

Dr.モリのええ年寄りになるための脳神経外科学的考察

**幸福脳を育てる9つの力**

2011年2月20日 初版第1刷発行

著者●森惟明
発行者●穂谷竹俊
発行所●株式会社 日東書院本社
〒160-0022 東京都新宿区新宿2丁目15番14号 辰巳ビル
TEL●03-5360-7522(代表) FAX●03-5360-8951(販売部)
振替●00180-0-705733 URL●http://www.TG-NET.co.jp

印刷所●協友印刷株式会社
製本所●株式会社 セイコーバインダリー

 ISBN978-4-528-01313-1 C0030